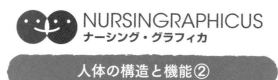

NURSINGRAPHICUS
ナーシング・グラフィカ

人体の構造と機能②

臨床生化学

MC メディカ出版

「メディカAR」の使い方

「メディカ AR」アプリを起動し, 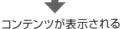マークのある図をスマートフォンやタブレット端末で映すと, 飛び出す画像や動画, アニメーションを見ることができます.

アプリのインストール方法　　🔍 メディカ AR　で検索

お手元のスマートフォンやタブレットで, App Store (iOS) もしくは Google Play (Android) から, 「メディカ AR」を検索し, インストールしてください (アプリは無料です).

アプリの使い方

①「メディカAR」アプリを起動する

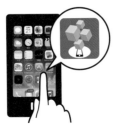

※カメラへのアクセスを求められたら, 「許可」または「OK」を選択してください.

②カメラモードで, 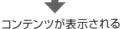マークがついている **図全体** を映す

⬇

コンテンツが表示される

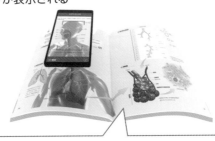

○ 正しい例	✕ 誤った例

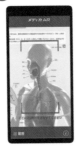 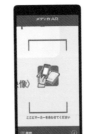 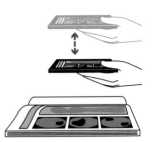

ページが平らになるように本を置き, 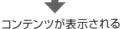マークのついた図とカメラが平行になるようにしてください.

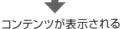マークのついた図全体を画面に収めてください. 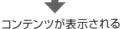マークだけを映しても正しく再生されません.

読み取りにくいときは, カメラを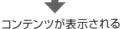マークのついた図に近づけてからゆっくり遠ざけてください.

正しく再生されないときは
・連続してARコンテンツを再生しようとすると, 正常に読み取れないことがあります.
・不具合が生じた場合は, 一旦アプリを終了してください.
・アプリを終了しても不具合が解消されない場合は, 端末を再起動してください.

※アプリを使用する際は, Wi-Fi等, 通信環境の整った場所でご利用ください.
※iOS, Android の機種が対象です. 動作確認済みのバージョンについては, 下記サイトでご確認ください.
※ARコンテンツの提供期間は, 奥付にある最新の発行年月日から4年間です.

関連情報やお問い合わせ先等は, 以下のサイトをご覧ください.
https://www.medica.co.jp/topcontents/ng_ar/

●AR コンテンツおよび動画の視聴は無料ですが, 通信料金はご利用される方のご負担となります. パケット定額サービスに加入されていない方は, 高額になる可能性がありますのでご注意ください. ●アプリケーションダウンロードに際して, 万一お客様に損害が生じたとしても, 当社は何ら責任を負うものではありません. ●当アプリケーションのコンテンツ等を予告なく変更もしくは削除することがあります. ●通信状況, 機種, OSのバージョンなどによっては正常に作動しない場合があります. ご了承ください.

　化学反応というと，中学校や高校の実験室で見た試験管やガスバーナーを思い浮かべる人も多いことであろう．溶液の色が変わったり，沈澱が生成したり，気体が発生したり，目を楽しませてくれるものも少なくない．一方，生体内でも化学反応が常時起こっていると聞いたら，どのように感じるだろうか？

　実験室で観察する化学反応とは違い，生体内の化学反応はpHも温度も温和な条件で進む．また，多様な種類の反応が同じ場所で同時に起こる．それでも混乱することなく，私たちの身体はこれらの化学反応により栄養分からエネルギーを取り出し，生体構成分子を合成し，生命活動を行っている．このように，日々の生活の背後にはさまざまな化学反応が隠れているが，これを学ぶのが生化学である．

　巧みに調節された反応装置であっても，時には調子が悪くなることがある．これが病的な状態である．息苦しくなってはじめて呼吸していることを意識するように，病気になったときに，生体内の化学反応に思いを至らせる人もいることであろう．しかし，本人が不調を意識していないときでも，生体内の化学物質の量を調べることにより，化学反応の不具合を検出することもできる．これが臨床検査である．生化学の知識が，病気の理解や診断にも重要であることが理解いただけただろうか．

　本書の初版が刊行されたのは2004年，およそ20年前のことになる．記述の誤りや不備を読者の方々からご指摘いただくこともあり，増刷時には微修正を，数年に一度の改訂時には内容の見直し等を行ってきた．刊行以来，「基本的で重要な内容を厳選し，コンパクトな体裁で平易な説明を心掛ける」という本書の編集方針は変わっていない．しかし，病気のときだけでなく，日常生活の中でも生化学を身近に感じてもらえるようにとの思いもあって，今回の改訂では全体の構成，および個別の記述と図版を全面的に見直すことにした．改訂版について，読者の方々からのご意見をいただけましたら幸いです．

　最後に，執筆・編集に当たってご助言をいただいた方々に深く感謝いたします．

山梨大学医学部生化学講座第2教室教授　**宮澤惠二**

·· **本書の特徴** ··

読者の自己学習を促す構成とし，必要最低限の知識を簡潔明瞭に記述しました．
全ページカラーで図表を多く配置し，視覚的に理解しやすいよう工夫しました．

学習目標

各章のはじめに学習目標を記載．ここで何を学ぶのか，何を理解すればよいのかを明示し，
主体的な学習のきっかけをつくります．

用語解説 ＊

本文に出てくる＊のついた用語について解説し，本文の理解を助けます．

plus α

知っておくとよい関連事項についてまとめています．

このマークのある図や写真に，「メディカAR」アプリ（無料）をインストールした
スマートフォンやタブレット端末をかざすと，関連する動画や画像を見ることができます．
（詳しくはp. 2「メディカAR」の使い方をご覧ください）

重要用語

これだけは覚えておいてほしい用語を記載しました．学内でのテストの前や国家試験に
むけて，ポイント学習のキーワードとして役立ててください．

◆ **学習参考文献**

本書の内容をさらに詳しく調べたい読者のために，読んでほしい文献や関連ウェブサイト
を紹介しました．

臨床場面で考えてみよう

学習した知識を実際の看護につなげるため，本文の最後に課題を提示しています．臨床判
断力を養います．

看護師国家試験出題基準対照表

看護師国家試験出題基準（令和5年版）と本書の内容の対照表を掲載しました．国家試
験に即した学習に活用してください．

::: Contents

臨床生化学

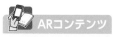ARコンテンツ

「メディカAR」の使い方はp.2をご覧ください.

序章　生化学総論

1 代謝総論

2 酵　素

■本書で使用する単位について

本書では，国際単位系（SI単位系）を表記の基本としています．
本書に出てくる主な単位記号と単位の名称は次のとおりです．

m：メートル　μm：マイクロメートル＝10^{-6}m
nm：ナノメートル＝10^{-9}m　kg：キログラム　g：グラム
mg：ミリグラム＝10^{-3}g　mol：モル　L：リットル
dL：デシリットル＝10^{-1}L　mL：ミリリットル＝10^{-3}L
℃：セルシウス度　kcal：キロカロリー＝10^{3}cal

編集・執筆

:: 編　集

宮澤　恵二　みやざわ けいじ　　山梨大学医学部生化学講座第2教室教授

:: 執　筆（掲載順）

宮澤　恵二　みやざわ けいじ　　山梨大学医学部生化学講座第2教室教授
　　　　　　　　　　　　　　　…… 序章1節1項，2節，1章，2章，3-4章6節，7章，資料

根本　清次　ねもと せいじ　　東都大学幕張ヒューマンケア学部学部長・教授
　　　　　　　　　　　　　　　…… 序章1節2項，3節，3-1章1節，3-2章1節，3-3章1節，3-4章1節，5章

横山　隆志　よこやま たかし　　山梨大学医学部生化学講座第2教室助教 …… 3-1章2～7節

大嶽　茂雄　おおたけ しげお　　山梨大学医学部生化学講座第2教室助教 …… 3-2章2～11節

伊藤　友香　いとう ゆか　　山梨大学医学部生化学講座第2教室助教 …… 3-3章2～6節，3-4章2～5節

齋藤　正夫　さいとう まさお　　山梨大学医学部総合医科学センター教授 …… 序章2節，4章，6章，資料

学習目標
- 生化学とはどのような学問であるかを理解する.
- 生化学が看護の実践や日常生活にも関係することを学ぶ.
- 生化学の下地となる化学,生物の知識を学ぶ.

1 生化学を学ぶために

1 生化学とは

❶ 生化学で学ぶこと

　生化学とは,生命現象を化学の言葉,分子の言葉で説明する科目である.この教科書の読者は中学校や高校の生物の授業でさまざまな生命現象を学んできたことと思う.細胞が分裂して遺伝子が子孫に伝えられること,生物が化学物質を代謝してエネルギーを産生し,環境の変化に応答して行動すること,受精卵から個体が発生し,さまざまな機能をもった細胞・組織・器官が形成されること,このような生命活動の背後では,糖質,脂質,アミノ酸とタンパク質,ヌクレオチドと核酸などの生体分子による化学反応が起こっている.もちろん生体分子そのものは化学物質にすぎず,特別な力が備わっているわけではない.しかし,それぞれの生体分子が,その物理学的性質,化学的性質に応じて反応し合うことによって,生命活動が営まれているのである.したがって,複雑にみえる生命現象でも,基本的には化学や分子の言葉で説明することができるはずである.

　糖質は主にエネルギー代謝に用いられるが,植物の細胞壁のような構造体の材料にも使われる.脂質は細胞膜の構成成分となるほか,エネルギーの貯蔵にも用いられる.タンパク質は細胞や組織の構造を作るとともに,酵素として生体反応の調節を行う.核酸は遺伝情報の保存や読み

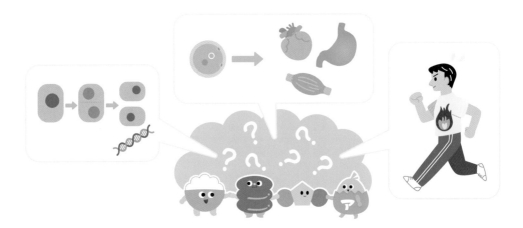

出しに用いられる．さらに，アミノ酸とヌクレオチドはタンパク質や核酸の材料というだけでなく，情報伝達物質として働いたり，補酵素の構成成分となることもある．もちろん，生体分子の種類や働きはこれだけにとどまらない．本書では，このような生体分子の性質と生化学反応，およびその調節について基本的な事項を説明している．

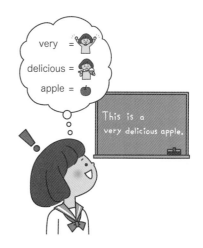

❷ 学びを臨床につなげる

　生化学を学ぶということは，どのようなことだろうか．中学校に入って英語の勉強を始めたときのことを思い出してみよう．母国語は自然に身に付くが，外国語を話せるようになるのは容易ではない．単語の意味と発音を習い，文法を学び，英作文をしたことは誰にでも経験があることと思う．生体物質の性質を学ぶことは単語の意味を理解することに似ている．また，生化学反応を学ぶことは，文法を学ぶことに似ている．単語の意味と文法を知っていれば，初めて見る英文でも意味がわかるように，生体物質の性質を学び，生化学反応をしっかり学んでおけば，未知の生命現象に出合ったときにもある程度の理解ができるようになる．

　生体内の反応が順調に進行しているときには健康が保たれているが，生体分子や生化学反応に不調や異常が生じると病気の状態になってしまう．これは，英文で使う単語や文法を間違えると，意味が通じなくなるのと似ている．したがって，生化学を学ぶことは病気の理解につながる．それだけではなく，臨床検査の意味，薬の働きや治療法の理解にもつながる．生化学は臨床医学を学ぶ上での基礎になっているのである．このことを念頭において，生化学の勉強に取り組んでいただければと思う．

2 看護実践，日常生活における生化学

　生化学は生命現象に関わる物質の化学である．解剖学・生理学と近い科目であるが，主に生命現象を物質の変化から理解していく点が特徴的である．看護に従事するものにとって，生化学的な知識は次のような点から重要である．

❶ ヒトの生命や生活を説明できる

　ヒトの生命や生活について物質的な側面から説明が可能になる．例えば，毛髪，爪，皮膚，筋肉，脂肪組織，骨，その他どれをとっても化学物質にほかならず，さらに生体が作り出したものである．看護実践においては，患者への説明責任を果たすために，生命に関する基本的な知識をもつ必要がある．

　筋肉を例にすると，解剖学はその形状や発生について理解を深め，生理学は身体における機能を明らかにする．それと同様に，生化学は筋肉はどのような化学的成分から成り，収縮性のタンパク質として，体内でどのように合成されるのかの理解を可能にする．タンパク質は食品中から栄養として摂取されるが，身体に吸収される過程で，アミノ酸にまで分解される．それが体内で必要なタンパク質に再合成され，この場合には筋肉の組織へと変化する．このような生体内の変化には，多くの酵素や補酵素などが必要となり，また補酵素の原料となるビタミン類も食事として摂取しなければならない．このように，生化学を学ぶと，身体にとってなぜその物質が必要な

のかが代謝の過程に基づいて理解できるようになる．身体にとって，何が必要で，どれだけ栄養として摂取しなければならないかなどを学習する科目としては栄養学があるが，生化学はその理解の根底を支えるものでもある．

❷ 疾病の原因を説明できる

生化学の研究の進歩によって，多くの疾病の原因が物質的な側面から説明できる．例えば，栄養物の一つであるグルコースの血中濃度が異常に上昇することでさまざまな障害をもたらす糖尿病の病態の理解には，生化学はどのように役立つだろうか？

食事で得たグルコースは血糖値の変化という形で血中濃度の上昇を示すが，血液中から組織に移行するためにはインスリンというホルモンを必要とする．糖尿病には，膵臓からインスリンが分泌されない型と，インスリンが分泌されても効力を発揮できない型が存在する．糖尿病の詳しい病理は内科学や病態学が担うとしても，生化学で扱う栄養代謝の概要を理解しなければ，正しい治療法に基づく生活指導などの看護が実践できないことになる．

❸ 臨床検査に生かせる

生化学の発展によって得られた検査方法は，健康の水準や疾病の程度を明らかにし，ヒトの生活や健康の指針となる．特に血液成分の生化学的な検査を行う場合，物質濃度の数値で異常の有無を示すことができる．例えば膵アミラーゼの血液濃度を調べる場合，本来は外分泌として膵液に含まれるデンプンの消化酵素が，循環血液中に現れることで，膵臓の細胞に炎症などの異常が起こっていることを知らせてくれる．このような知識においても，ベースとなる生化学の知識が必要となることは言うまでもない．

❹ 生化学を理解するには

これまで述べてきたように，看護に携わるものにとって生化学的な知識の重要性は日々増し続けるものであるが，理解するには生化学への興味を保つ必要がある．その方法として推奨できるのは，生化学を絶えず自分の身体に起こる事実として受け止めることである．

例えば，日常生活で用いる砂糖の主成分がショ糖ということを理解し，食酢と呼ばれるものの成分が，酢酸やクエン酸であることを理解する．さらに，ご飯を食べすぎても，お菓子を食べすぎても，体重が増加するときには脂肪組織が増える，という事実を理解する．もし，興味の幅が広がったなら，身の回りに氾濫している機能性表示食品やサプリメント，さらには化粧品や日用品まで，これらの化学的な成分の有用性について考えるのも生化学を理解するよい方法となる．

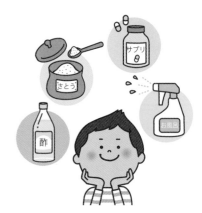

2 知っておきたい化学の基礎知識

　先に述べたように，生化学とは生命現象を化学の言葉で説明する科目である．そこでまず，化学の基礎的な内容について復習することにしよう．ここで学んだことは，体内で起こっている生化学反応を理解する上での助けになるはずである．

1 原子の構造

　19世紀初めに，イギリス人の物理・化学者ドルトン（Dalton, J.）は，物質を構成している最小の粒子を原子と提唱した．これは，物質を分割していくと，それ以上分割できない最小の粒子が**原子**だということである．現在では，さらに小さい素粒子などが発見されているが，ここでは，原子について基本を学ぶ．

❶ 原子を構成する粒子

　私たちの身体は，脳や皮膚，胃などの臓器から成り，臓器は細胞の集団である．細胞には，細胞膜で包まれた内部にミトコンドリアや核などの細胞小器官がある．例えば，細胞膜は脂質などの物質で構成されており，脂質は炭素や水素などの**元素**からできている．同様に，洋服などは化学繊維でできており，化学繊維はさまざまな元素からできている．つまり，すべての物質の元になっているのが元素である．

　元素によって，原子の大きさはいくらか違うが，半径10^{-8}cm程度である．その構造は，私たちが住んでいる太陽系と似ている（**図1**）．地球は太陽の周りを回転（公転）しており，大きな太陽の引力と地球の遠心力でその運動が規定される．同様に，**電子**は原子核の周りを回転しているが，これは，正の電荷をもつ原子核と負の電荷をもつ電子の間のクーロン力（静電気力）と遠心力で規定される．

　原子核には正の電荷をもつ**陽子**のほかに，電荷をもたない**中性子**があり，陽子や中性子の質量は，電子の質量の約1,837倍である．陽子や中性子も，さらに小さな素粒子からできている．

　一つの陽子と一つの電子がもっている電気の量は同じであり，通常の原子では陽子数と電子数は等しいため，原子全体では電気的に中性である．原子に含まれる陽子の数は，それぞれの原子によって決まっており，その数で原子を見分けられるため，**原子番号**と呼ばれる．また，陽子と

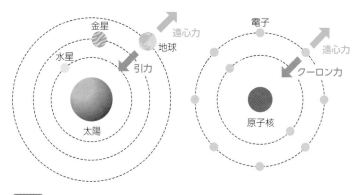

図1 原子の構造

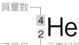

質量数 ─┐
┌ ${}^{4}_{2}\text{He}$
原子番号 ─┘ └ 元素記号

質量数 ＝ 陽子の数 ＋ 中性子の数
原子番号 ＝ 陽子の数

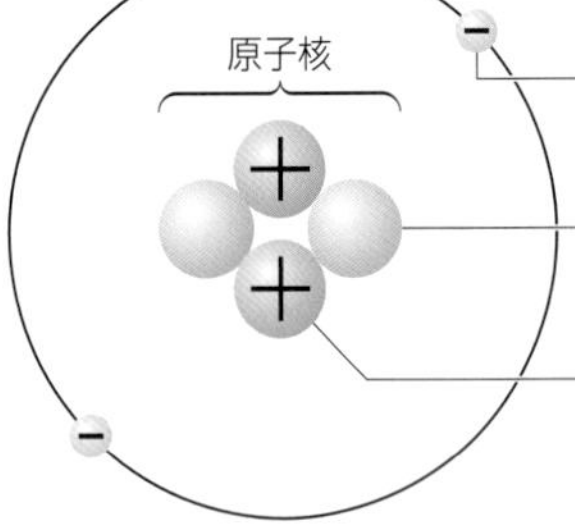

原子核

構成粒子	電荷*	質量（g）	質量比
電子	−1	9.11×10^{-28}	1
中性子	0	1.67×10^{-24}	1,837
陽子	+1	1.67×10^{-24}	1,837

*電子1個の電荷：$-1.602 \times 10^{-19}\text{C}$（クーロン）

図2 ヘリウム原子のモデルと元素記号

用語解説 *

同位体

原子番号が同じなので同位体同士の化学的な性質は変わらないが，物理的な性質は異なることがある．放射線を出す同位体は放射性同位体と呼ばれ，病気の診断や治療に用いられている．例えば，フッ素F（陽子数9）は10個の中性子をもつ ${}^{19}\text{F}$ の他に9個の中性子をもつ ${}^{18}\text{F}$ がある． ${}^{18}\text{F}$ は放射性同位体で，PET検査という診断法に用いられる．

中性子の数の和は，**質量数**と呼ばれる．例えば，ヘリウム（He）を例にとると，2個の陽子，2個の中性子，2個の電子で原子が構成されている（図2）．したがって，ヘリウムの原子番号は2，質量数は4となる．原子番号が同じで質量数の異なる原子を同位体*という．

❷ 物質を構成する要素

物質を構成する粒子の一つに，複数の原子が結び付いてできたものが分子である．例えば，水素原子は単独では非常に不安定であるが，2個結び付くと安定な水素分子となる．酸素分子も同様である．水素原子2個と酸素原子1個が結び付くと水分子ができる．水素分子（H_2）や酸素分子（O_2）のように，単一の元素から成る物質を単体と呼ぶ．一方，水分子（H_2O）は，水素原子と酸素原子からできている．このように，複数の元素から成る物質は化合物と呼ばれる．約110種類の元素が知られており，ラテン語などの頭文字からとった記号で表され，これを元素記号という（表1）．元素と単体は同じ名称で呼ばれることもあるが，元素は物質の構成成分，単体は実際に存在する物質を意味する．

表1 元素と元素記号の例

元 素	元素記号	ラテン語名（語源）
水素	H	hydrogenium（水）
酸素	O	oxygenium（酸）
炭素	C	carboneum（木炭）
金	Au	aurum（光り輝くもの）
銀	Ag	argentum（白い輝き）
銅	Cu	cuprum（銅の産地の島の名前）

plus α

ラテン語（Latin）

ラテン語は古代ローマで使われていた言語のため，なじみが薄いように思うかもしれない．しかし，生物の学名を表すときにはラテン語が用いられている．医学でも，解剖学はいまだにラテン語で学ぶことが多い．骨に関係した言葉にosが付いているのもラテン語の名残である．

❸ 周期表と電子配置

元素を原子番号の順に並べたものが**周期表**である．周期表の縦の並びを族，横の並びを周期といい，周期表は縦に似た性質のものが並ぶ特徴があり，族が同じなら似た性質を示す．この性質が表れる理由は，電子の分布に原因がある．電子は，原子核の周りのある決まった空間に存在している．これを**電子殻**と呼び，原子核から近いものからK殻，L殻，M殻……と表される．各電子殻に収容できる電子の最大数は，K殻（2個），L殻（8個），M殻（18個）……n殻（$2n^2$個）となり，図3のように，原子核の周りに電子が同心円状を描く原子モデルを**ボーアモデル**と呼ぶ．

電子の配置のしかたを，**電子配置**という（図4）．例えば原子番号17の塩素（$_{17}Cl$）は，K殻（2個），L殻（8個），M殻（7個）の電子をもつ．

最も外側の電子核（最外殻）にある電子は**最外殻電子**といい，最外殻にある1～7個の電子を価電子と呼ぶ（図4）．この価電子は化学反応において重要な役割をもっている．ヘリウム（He）とネオン（Ne）の最外殻はそれぞれK殻とL殻で，最大数の電子が収納されている．このような電子核を**閉殻**という．

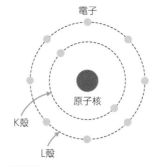

図3　原子核と周りの電子（ボーアモデル）

plus α

ヘリウムとネオン

ヘリウムもネオンも常温で気体であるが，電子殻が電子で埋まっていて価電子がない．単原子で分子のように動き，化学反応をほとんど起こさないため不活性ガスと呼ばれている．ただし，ヘリウムやネオンの気体に電圧をかけると，一時的にイオン化し，発光する．この現象は広告塔などのネオンサインに利用されている．

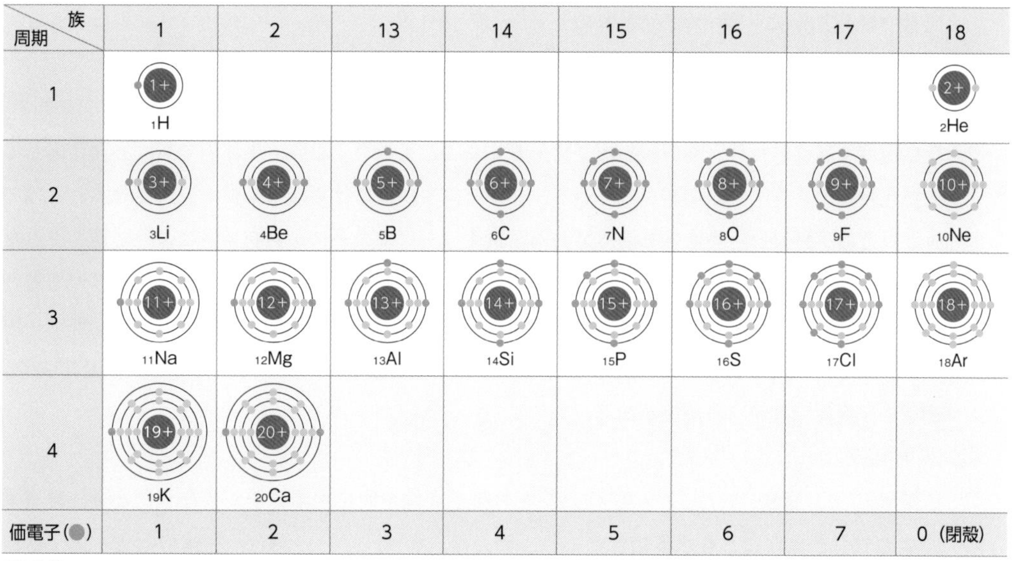

周期 ＼ 族	1	2	13	14	15	16	17	18
1	1+ ₁H							2+ ₂He
2	3+ ₃Li	4+ ₄Be	5+ ₅B	6+ ₆C	7+ ₇N	8+ ₈O	9+ ₉F	10+ ₁₀Ne
3	11+ ₁₁Na	12+ ₁₂Mg	13+ ₁₃Al	14+ ₁₄Si	15+ ₁₅P	16+ ₁₆S	17+ ₁₇Cl	18+ ₁₈Ar
4	19+ ₁₉K	20+ ₂₀Ca						
価電子(●)	1	2	3	4	5	6	7	0（閉殻）

図4　電子配置の模式図

2 生化学でよくみられる元素とその結合

生体を構成する多くの成分は，さまざまな元素が結び付いてできている．その結び付き方には，共有結合，水素結合，イオン結合などがある．

❶ 共有結合

共有結合とは，2個の原子が電子を共有してできる結合で，2個の原子が手を出し合って結び付いているような結合である．例えば水素は1本，炭素は4本のように，元素によって手の数（結合できる数）が決まっている．2個の原子が1本の手でつながっているものを**単結合**，

単結合

二重結合

三重結合

水素H_2　H−H
2個の水素原子が1本の手でつながっている.

二酸化炭素CO_2　O＝C＝O
炭素原子が2個の酸素原子と2本ずつの手（二重結合）でつながっている.

窒素N_2　N≡N
2個の窒素原子が3本の手（三重結合）でつながっている.

図5 共有結合

2本あるいは3本の手でつながっているものをそれぞれ**二重結合，三重結合**（図5）という．水（H_2O），二酸化炭素（CO_2），有機化合物などがこの結合で結び付いている物質である．

生化学では，リン（P）はリン酸（H_3PO_4）としてのみ登場する．また，結合する手の数が6本の硫黄（S）は硫酸（H_2SO_4）に，手の数が2本の硫黄（S）はアミノ酸などにみられる（表2）．

表2 生化学でよく登場する共有結合する元素

元素（英語名）	元素記号	原子量	結合する手の数
水素（ハイドロゲン）	H	1	1
炭素（カーボン）	C	12	4
窒素（ナイトロゲン）	N	14	3
酸素（オキシゲン）	O	16	2
リン（ホスホラス）	P	31	5
硫黄（サルファー）	S	32	2または6

一般に共有結合は結合力が強いため，切断には非常に高いエネルギーを必要とする．そこで，反応温度を高くしたり，強い酸や塩基で処理することも少なくない．生体内でも，必要に応じて有機化合物の共有結合が切断されている．しかし，生体内では極端な条件で反応させることはできないため，**酵素**という触媒を使っている．例えば，グルコースが共有結合によって連結されたグリコーゲンは，ホスホリラーゼという酵素の働きで共有結合が切断され，グルコースが遊離されている．一方，生体内でも活性酸素種（ROS）などの反応性の強い物質によって，酵素を用いない反応で共有結合の切断が起こることがある．これは生体にとって意図しない反応であり，病気の発症につながる可能性がある．

❷ 水素結合

酸素（O），窒素（N），フッ素（F）などの原子2個の間に水素原子が存在したとき，静電気的な力で引き合うことを**水素結合**という．例えば，水（H_2O）の場合，液体のとき水分子は自由に動けるため，隙間が少なくなり密度が高くなる．一方，氷として固体になると，折れ線構造をした水分子が，図6のように積み重なり，多くの隙間ができてしまう．その結果，氷の水分子の密度が液体のときより低くなるため，氷は水に浮く．通常の物質は固体になると密度が高くなるため，この性質は水の特徴の一つといえる．

水を熱していくと，通常100℃で沸騰し，水蒸気となる．これは，水の中の水分子と水分子間にできる結合（水素結合や，ファン・デル・ワールス結合など）が熱によって切断され，水分子が空気中でばらばらになったものである．水分子内（H−O−H）の共有結合は通常100℃程度の熱では切断されないため，水蒸気中でも水分子（H−O−H）は酸素原子（O）と水素原子（H）に解離しない（図6）．

水素結合は，生体内ではタンパク質の形を整えたり，DNAの二重らせん構造の形成などにも

16

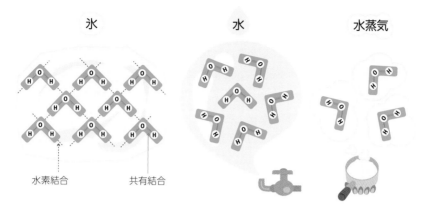

氷では，一つの水分子が他の水分子4個と水素結合（-----）を形成することで，正四面体構造になっている．液体のときは，水分子は自由に動くことができる．加熱されると，水素結合などの分子間力が切断され，水蒸気となる．水蒸気中の水分子内の共有結合は切断されていない．

図6 **氷，水，水蒸気**

関係している．水素結合は共有結合ほどの結合力はないため，前述のように熱を加えると切れてしまう．タンパク質を加熱すると壊れてしまう（熱変性）のは，水素結合が切れてしまうからである．DNAの塩基は，アデニン（A）とチミン（T），グアニン（G）とシトシン（C）が相補的に結合し二本鎖を形成している．この塩基同士の結合は水素結合である．DNAを複製するときには細胞内でDNAの二本鎖がほどける必要がある．二本鎖DNAは熱を加えれば一本鎖になるが，細胞内では酵素の働きでこの反応が進行する．

❸ イオン結合

イオン結合は，陽イオンと陰イオンが電気的に引き付け合ってできる結合である．そのため，イオン結合している物質を水に溶かすと，解離してイオンとなる特性がある．イオンとは原子が電気を帯びたもので（**表3**），＋の電荷をもつものを陽イオンまたはカチオン，－の電荷をもつものを陰イオンまたはアニオンという．ナトリウム原子（Na）やカルシウム原子（Ca）から，それぞれの価電子（**図4**）が取れると，1価の陽イオンNa^+や2価の陽イオンCa^{2+}になる．

表3 生化学で多く登場するイオン結合する元素

元素（英語名）	イオン	原子量
ナトリウム	Na^+	23
マグネシウム	Mg^{2+}	24
塩素（クロール）	Cl^-	35
カリウム	K^+	39
カルシウム	Ca^{2+}	40
鉄（アイアン）	Fe^{2+}, Fe^{3+}	56
銅（カッパー）	Cu^{2+}	64

一方，塩素原子（Cl）や酸素原子（O）の最外殻に，電子がさらに加わって最外殻電子が8個になると，1価の陰イオンCl^-や2価の陰イオンO^{2-}になる．

イオン結合している物質には，塩化ナトリウム（NaCl），塩化カルシウム（$CaCl_2$），塩化カリウム（KCl）などがある．水に溶かすと陽イオンと陰イオンに分かれることを**電離**といい，電離する物質を**電解質**という．これに対し，ブドウ糖（グルコース）のように水溶液中でイオンにならない物質を**非電解質**という．

3 アボガドロ数，分子量，モル，モル濃度

　原子や分子の一つひとつはとても小さいため，質量を測定することはできない．しかし，まとまった数にすれば扱いやすくなる．19世紀に，原子や分子が$6.02×10^{23}$個（**アボガドロ数**）集まった集団が**1モル**（mol）と定められた．1モルの量の物質は，原子量や分子量にグラム（g）を付けたものが，そのまま質量になる．例えば1モルの炭素は，炭素原子C（原子量12）が$6.02×10^{23}$個集まった量で12gとなる．

　水は，水素原子と酸素原子が結び付いた「水分子（H_2O）」でできている．そのため，水の分子量は，二つの水素原子H（原子量1）と一つの酸素原子O（原子量16）の総和（18）となる．1モルの水は，水分子が$6.02×10^{23}$個集まった量で18gとなる．したがって，ペットボトル1本（500 mL，500 g）の水は，約28モルとなる．

　また，1モルの物質（溶質）が，1リットル中に溶けている濃度が1 mol/Lであり，これを**1 M**（Molar：モーラー）という．例えば，1Lの水に，塩化ナトリウムNaCl（Naの原子量23，Clの原子量35なのでNaClの**式量**は58）が116g溶けていると，2 M（2 mol/L）となる．

> **plus α**
>
> **分子量と式量の違い**
>
> 水分子H_2Oなどの分子式中での，元素の原子量の総和を分子量といい，塩化ナトリウムNaClなどイオン結合でできた物質では，分子量のかわりに式量を用いてこの量を表す．

計算例　点滴で使用される5％ブドウ糖液のブドウ糖（グルコース）のモル濃度はいくらか？

ブドウ糖（$C_6H_{12}O_6$）の分子量は

$$12×6\,(C)+1×12\,(H)+16×6\,(O)=180$$

5％とは，5gのブドウ糖が100 mLの溶液中に溶けているという意味である．5gのブドウ糖は約0.028 mol（5/180）のため，0.028 molが100 mL中に溶けている．つまり，このブドウ糖液のモル濃度は約0.28 mol/L（0.28 M）となる．

---

4 イオンで存在する物質の濃度表示

　人体の体液には陽イオンとしてNa^+，K^+，Ca^{2+}，Mg^{2+}，陰イオンとしてCl^-，リン酸水素イオン（$HPO_4{}^{2-}$），重炭酸イオン（$HCO_3{}^-$）などの電解質が含まれており，浸透圧の維持や酸塩基平衡の維持など大切な役割をしている（➡p.19，20参照）．**図7**のように，血液検査では血液中でイオンになりやすいナトリウム（Na^+），カリウム（K^+），クロール（Cl^-）の単位として，**当量**（イクイバレント，Eq）を用いている．例えば，ナトリウム（Na）と

検査項目	基準値	
白血球数	$3.3～8.6$	$×10^3/μL$
赤血球数	$4.35～5.55$	$×10^6/μL$（男性）
	$3.86～4.92$	$×10^6/μL$（女性）
血色素量	$13.7～16.8$	g/dL（男性）
	$11.6～14.8$	g/dL（女性）
ナトリウム	$136～144$	mEq/L
クロール	$98～108$	mEq/L
カリウム	$3.5～5.0$	mEq/L
カルシウム	$8.5～10.4$	mg/dL
空腹時血糖	$70～110$	mg/dL

図7　血液検査とmEq

カルシウム（Ca）の正常値はそれぞれ，136〜144 mEq/L（136〜144 mmol/L）と4.2〜5.2 mEq/L（2.1〜2.6 mmol/L）である．ナトリウムはEq＝molなのに対し，カルシウムは2 Eq＝1 molとなっているのは，カルシウムの価数（イオンがもっている電荷の数）が2のためである．当量は，イオンのモル数に価数を掛けたものである．ただし，カルシウムは血液中ではイオンになっていることが少ないため，図7のようにmg/dLの単位を用いることが多い．

| 例 | 1 molのNa$^+$は 1 mol× 1 （価数）＝**1 Eq**（当量） |
| | 1 molのMg^{2+}は1 mol× 2 （価数）＝**2 Eq**（当量） |

5 浸透圧

肝機能障害と腹水

血液中には，アルブミンといわれるタンパク質が多く存在し，血漿の浸透圧を維持する役割を担っている．アルブミンは肝臓で生合成されているため，肝硬変などで肝臓の機能が低下すると，アルブミンが減少し，血漿の浸透圧が下がってしまう．その結果，血液の水分が周囲の組織に浸透し，浮腫や腹水・胸水などを引き起こしてしまう．

●半透膜〈アニメーション〉

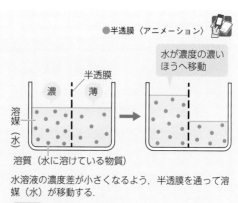

水溶液の濃度差が小さくなるよう，半透膜を通って溶媒（水）が移動する．

図8 浸透圧のしくみ

溶質（水に溶けている物質）は通さないが，溶媒（水）は通す性質をもつような膜を**半透膜**という．生体内の膜はほとんどが半透膜で，例えば，赤血球を水に入れると，水が赤血球に入り込み，膨張し破裂（溶血）する．このように，半透膜を隔てて濃度の異なる溶液が接した場合，溶媒が膜を通過し，二つの水溶液の濃度差が少なくなるように移動する．この現象を**浸透**といい，溶媒が浸透していく力を**浸透圧**という（図8）．

浸透圧は，溶液中のイオンや分子の濃度で決まり，オスモル（Osm/L）という単位で表される．浸透圧は溶液中の粒子の数に比例するため，ブドウ糖など溶液中で解離しない物質（非電解質）の場合，1 mol/L溶液の浸透圧は1 Osm/Lとなる．また1 mol/LのNaCl水溶液は解離して1 mol/LのNa$^+$と1 mol/LのCl$^-$に分かれるため，イオンの数は合わせて2 mol/Lとなり，浸透圧は2 Osm/Lとなる．

生理食塩水（0.9％塩化ナトリウム水溶液）や5％ブドウ糖液は，輸液（点滴）として用いられている．これは，これらの水溶液の浸透圧が血漿の浸透圧（約290 mOsm/L）と等しいためで，このような溶液を**等張液**という．

食塩水で鼻を洗浄すると痛くないのはなぜか？

患者さんに「プールで鼻に水が入るとツーンと痛いのに，食塩水で鼻うがいをすると痛くないのはなぜ？」と聞かれた．どのように答えればよいだろうか．

鼻うがいには一般的に生理食塩水（0.9%塩化ナトリウム水溶液）が用いられる．この溶液は，血液などの体液と浸透圧が等しい等張液である．したがって，体内に入っても大きな影響はない．一方，プールの水は浸透圧が0に近い．これが鼻に入ってくると，浸透圧のバランスをとるために細胞の中に水分が入り込み，細胞が膨らむことが原因で痛みを感じるのである．うがい液ひとつをとっても身体にやさしい工夫があることを伝えよう．

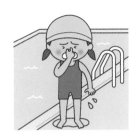

6 酸（acid）と塩基（base），塩（salt）

水に溶けたときにイオンになる物質を電解質というが，水素イオン（H^+）を生じて他に与えることのできる物質を**酸**といい，このような性質を**酸性**という．酸味というのは，舌が水素イオンを感知して生じる味覚である．一方，水素イオン（H^+）を受け取ることができる物質は**塩基（アルカリ）**といい，このような性質を**塩基性（アルカリ性）**という．塩基性の物質に共通の味はないが，塩基性の水に皮膚が触れるとぬるぬるした感触がある．そのような温泉のお湯（アルカリ性泉）に浸かったことのある人もいるかもしれない．

代表的な酸・塩基として，塩酸（HCl）と水酸化ナトリウム（NaOH）が知られている．酸と塩基を混合すると，酸と塩基の性質を打ち消し合って（**中和**），水とともに**塩（えん）**が生じる．塩では酸の陰イオンと塩基の陽イオンが結び付いている．塩酸と水酸化ナトリウムを混合したときに生成する塩は塩化ナトリウム（NaCl）である．塩化ナトリウムの水溶液は，酸性も塩基性も示さない．この性質を**中性**という．

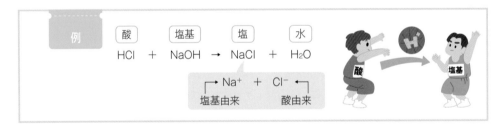

酸塩基平衡の維持

細胞が代謝反応を行う過程では，酸性の物質が生成することが知られている．二酸化炭素は水に溶けると炭酸になるが，このとき水素イオンが放出される．また，嫌気的解糖では乳酸が生成し，飢餓時には酸性の性質をもつケトン体が作られる（これらの物質については，糖質代謝や脂質代謝の項目で学んでいく）．しかし体内で酸性の物質が生成しても，通常は体液中に含まれるイオンの働きによって，体液はほぼ中性に保たれている．この働きを，**酸塩基平衡の維持**という．酸塩基平衡の維持は，酵素などのタンパク質の働きを正常に保つために重要である．この調節機構の働きを超えて，血液が正常範囲より酸性に傾いた状態をアシデーミア（アシドーシス），逆にアルカリ性に傾いた状態をアルカレーミア（アルカローシス）といい，身体にとって危険な状態になる．

7 pH（水素イオン指数）

水はごくわずかに$H_2O \rightleftarrows H^+ + OH^-$のように電離し，このとき水素イオンのモル濃度$[H^+]$と水酸化物イオンのモル濃度$[OH^-]$とは等しく，25℃では，それぞれ$1 \times 10^{-7}$ mol/Lである．純粋な水の場合だけでなく，どのような水溶液でも$[H^+]$と$[OH^-]$の積は常に一定で，25℃では$[H^+][OH^-] = 1 \times 10^{-14}$ $[(mol/L)^2]$となる（これを水の**イオン積**という）．ここに酸を溶かすと$[H^+]$が大きくなり，イオン積は一定なため$[OH^-]$が小さくなる．逆に塩基を溶かすと$[OH^-]$が大きくなり$[H^+]$が小さくなる．したがって，酸性，塩基性（アルカリ性）の強弱を水素イオンのモル濃度だけで表すことができる．溶液中の水素イオンのモル濃度が1×10^{-n}のとき，nの値をこの溶液の**pH（水素イオン指数）**という．水溶液が酸性のときはpH＜7で，酸性の強い水溶液ほどpHは小さく，塩基性のときはpH＞7で，塩基性の強い水溶液ほどpHは大きい．中性のときはpH＝7である（図9）．

plus α

ヘリコバクター・ピロリ

胃に生息するらせん型の細菌であり，ピロリ菌ともいう．尿素からアンモニアを作る酵素をもち，菌体の周囲にアンモニアを分泌して酸を中和し，生物が生き延びるのに過酷な胃内（pHは約1）でも生息できる．胃炎や胃潰瘍，胃癌の原因になることが知られているが，薬物で除菌する治療法が確立している．

胃液のpH

胃で分泌される消化液は強酸性で，そのpHは1.0から2.0の範囲にある．通常組織の細胞外液のpHは7.4であるため，その10万倍から100万倍の水素イオン濃度である．この強い酸によって，食事として取り込まれたものを殺菌し，タンパク質の構造を壊して消化しやすくする．食生活が乱れたときに，酸っぱいような苦いような液体が込み上げてくる経験をした人もいるかもしれない．これは胃液が逆流することによって起こる．

酸性　　　　　　　　　　　　　　中性　　　　　　　　　　　塩基性（アルカリ性）

pH	0	1	2	3	4	5	6	7	8	9	10	11	12	13	14
$[H^+]$	1	10^{-1}	10^{-2}	10^{-3}	10^{-4}	10^{-5}	10^{-6}	10^{-7}	10^{-8}	10^{-9}	10^{-10}	10^{-11}	10^{-12}	10^{-13}	10^{-14}
$[OH^-]$	10^{-14}	10^{-13}	10^{-12}	10^{-11}	10^{-10}	10^{-9}	10^{-8}	10^{-7}	10^{-6}	10^{-5}	10^{-4}	10^{-3}	10^{-2}	10^{-1}	1

図9 水溶液中の$[H^+]$，$[OH^-]$，pHと酸性・塩基性の関係

8 酸化反応と還元反応

酸化反応は，①酸素原子と結合すること，②水素原子を失うこと，③電子を失うことである（図10）．一方，**還元**反応は，①酸素原子を失うこと，②水素原子と結合すること，③電子を得ることであり，③が一般的な酸化還元反応の定義である．このような酸化と還元の反応は同時に起こるため，**酸化還元反応**という．

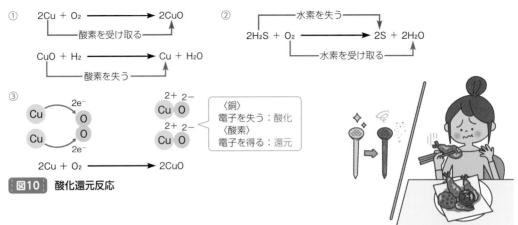

図10 酸化還元反応

〈銅〉
電子を失う：酸化
〈酸素〉
電子を得る：還元

　酸化や還元というと，上記のような化学反応を思い浮かべてしまうが，身近にも見られる．鉄，銅などの金属がさびていくのは酸化反応による．また，使う油が古くなると，揚げ物がベタベタするようになる（油が"疲れた"状態になる）のは，油の酸化が進んでいることも一因である．酸化した油を摂取すると健康にも良くないため，要注意である．

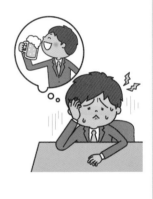

例　アルコールの酸化反応

　日本酒や焼酎，ビール，ワインなどにはアルコール成分としてエタノールが含まれている．エタノールが体内に入ると，さまざまな薬理作用を示すが，最終的には肝臓で代謝される．まず水素原子が失われてアセトアルデヒドになり，次に酸素原子が結合して酢酸になって排出される．どちらも酸化反応である．ちなみに，飲酒量が多かった翌日の二日酔いの原因になっているのはアセトアルデヒドである．

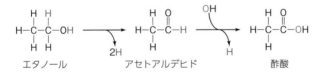

エタノール　　　　　　　アセトアルデヒド　　　　　　酢酸

 3 知っておきたい生物の知識：細胞

1 生命と細胞

　生命の性質として，
①自分自身と同じ機能をもつ個体を作り出すこと
②エネルギーを取り出して自分自身を維持すること
③外界と自己を区別する仕切りをもつこと
④必要な物質を自分の中に取り込み，不要な物質を放出すること

などが挙げられる．

　私たちの身体は，まず循環器系や神経系といった器官系に分類することができる．これらはさらに心臓や肝臓のような臓器に，さらに上皮や筋といった組織に分類される．そして，それらのもとになっているのが細胞である．したがって，細胞は生命をつかさどる最小の単位といえる．細胞は一般的に，生命のもつ①〜④の性質をもっているが，ヒトのように高度に機能分化した動物では，赤血球のように①の性質が欠落している場合もある．

　ヒトの細胞の直径は数μm（マイクロメートル）から20μm程度であり，ほとんどが光学顕微鏡で観察可能である．しかし，細胞の中に存在する，さらに微細な構造を観察するには電子顕微鏡が必要となる．電子顕微鏡による観察では，細胞の中にはさまざまな生体分子で構成された構造が存在することが明らかになり，研究が進むにつれて，こうした構造の特殊な機能が判明した．

2 細胞膜

　細胞膜（形質膜ともいう）は，主にリン脂質の二重層でできており（図11），細胞内と細胞外の境界である．細胞膜中には膜タンパク質やコレステロールなどが存在する．リン脂質やタンパク質の分子には流動性や運動性をもつものがあり，柔軟な構造である．

　細胞内外の物質の交換は細胞膜のもつ重要な働きの一つである．細胞膜には，特定のイオン（Na^+，K^+，Ca^{2+}など）やさまざまな物質を選択的に通過させる働きがあり，これを物質の輸送という．

　物質の輸送には，物質濃度の高いほうから低いほうに向かう拡散という現象によるものと，それに逆らう形で行われるものの2種類がある．前者は特別のエネルギーを要しない**受動輸送**という．これに対して，濃度勾配に逆らうような輸送を**能動輸送**という．能動輸送にはアデノシン三リン酸（ATP）などのエネルギーが用いられる．細胞内にK^+が豊富にあり，細胞外にNa^+が多いのは，細胞膜に存在するNa^+－K^+ポンプと呼ばれるタンパク質（酵素）の働きによるものであり，代表的な能動輸送の一つである．また細胞膜には，細胞外からホルモンや神経伝達物質などを受容体*と呼ばれるタンパク質に結合することで細胞内に情報を伝達する機構が存在する．

　細胞内に有用な物質を取り入れる働きには，膜の一部がくびれて，物質が細胞内に運び込まれる場合があり，これを**エンドサイトーシス**という．反対に細胞内から細胞外へ放出される場合があり，これを**エキソサイトーシス**という（図11）．

3 細胞質

　細胞膜で囲まれた内部は，細胞質と呼ばれ，細胞内液という溶液で満たされており，タンパク質，グリコーゲン顆粒や脂肪滴などの物質も存在する．また解糖反応や脂肪酸合成反応に関連する酵素などが存在し，これらの反応の場でもある（図12）．

用語解説*
受容体

ホルモン，神経伝達物質，生理活性物質などが結合する．通常一つの受容体には1種類の物質しか結合できない．神経伝達物質の細胞膜受容体のうち，イオンを透過させることで情報を伝達するものをイオンチャネル型受容体，Gタンパク質によって情報を伝達するものを代謝調節型受容体という．

コンテンツが視聴できます（p.2参照）

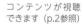
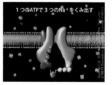

●ナトリウムポンプ〈アニメーション〉

plus α
グリコーゲン

肝細胞や筋細胞には，栄養源としてグルコース（ブドウ糖）がグリコーゲンの形で貯蔵されている（➡p.54参照）．

●細胞膜のはたらき〈アニメーション〉

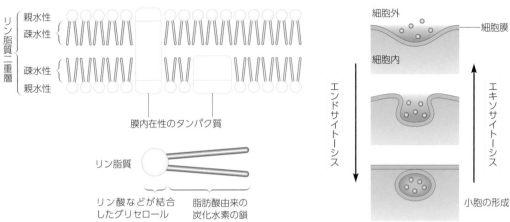

細胞膜は主にリン脂質の二重層でできている．細胞膜の表面は親水性が保たれているが，その内部は炭化水素によって疎水性が保たれている．膜内在性のタンパク質には受容体，イオンなどの通り道であるチャネル，およびNa$^+$－K$^+$ポンプなどの機能をもつものがある．細胞膜は固定化されたものではなく，細胞分裂やエンドサイトーシス，エキソサイトーシスの際には柔軟に変形する．

図11 細胞膜の構造と機能

4 細胞質内における構造と機能の局在

　細胞質内にあって，特定の機能を有する構造が存在する（図12）．リボソーム，小胞体（滑面小胞体，粗面小胞体），リソソーム，ミトコンドリア，ゴルジ装置，核などが挙げられる．

　これらの構造は通常，**細胞小器官**（オルガネラ）と呼ばれる．

▶ リボソーム

　リボソームはタンパク質合成の場であり，そのためのリボ核酸（RNA）とタンパク質から成る．細胞質中に遊離して存在するものと粗面小胞体に結合したものとがあり，前者は細胞内で働くタンパク質を，後者は膜タンパク質や細胞外に放出されるタンパク質を合成する．

▶ 小胞体

　小胞体は膜でできた袋状であり，膜系の細胞小器官である．小胞体の表面にリボソームの顆粒が結合したものを**粗面小胞体**，リボソームがなく平滑な表面をもつものを**滑面小胞体**という．

▶ リソソーム

　リソソームはさまざまな加水分解酵素を含む小胞で，内部は酸性に保たれている．生理的に不要な物質の処理を担当する．

▶ ミトコンドリア

　ミトコンドリアは二重の膜に囲まれた小体で，内膜がひだを形成している．内膜が囲む空間は**マトリックス**と呼ばれ，脂肪酸のβ酸化*の酵素やクエン酸回路*の酵素が存在する．内膜には電子伝達系*が存在し，

用語解説 *
脂肪酸のβ酸化

脂肪酸を分解して，エネルギー源として利用可能なアセチルCoAを作る過程（➡p.80参照）．

用語解説 *
クエン酸回路

脂肪酸のβ酸化やグルコース（ブドウ糖）の分解で生じたアセチルCoAを二酸化炭素と水素に分解する．水素はエネルギーを発生するための燃料となる（➡p.61参照）．

用語解説 *
電子伝達系

クエン酸回路などで生じた水素を燃料として，エネルギーを取り出す．水素は酸素と結合して水に変化する（➡p.62参照）．

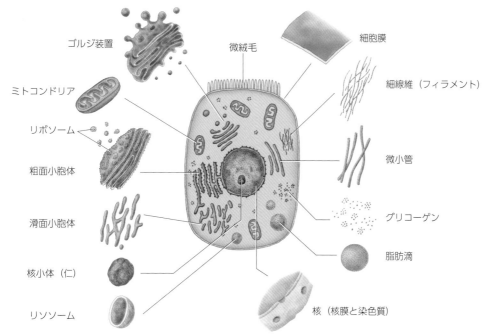

ゴルジ装置　　　　　　　　　微絨毛　　　　　細胞膜

ミトコンドリア　　　　　　　　　　　　　　　細線維（フィラメント）

リボソーム

粗面小胞体　　　　　　　　　　　　　　　　　微小管

滑面小胞体　　　　　　　　　　　　　　　　　グリコーゲン

核小体（仁）　　　　　　　　　　　　　　　　脂肪滴

リソソーム　　　　　　　　　　　　　　核（核膜と染色質）

各構造を着色して示した．DNAの貯蔵庫である核，エネルギーを作り出すミトコンドリア，タンパク質合成を行うリボソーム，タンパク質の構造を変化させるゴルジ装置，細胞中に貯蔵されるグリコーゲン顆粒や脂肪滴に注目する．染色質については図6-2（➡p.145）を参照．

図12 細胞質内の主な構造と機能の局在（模式図）

アデノシン三リン酸（ATP）が合成される．したがってミトコンドリアは，エネルギーの産生を担う細胞小器官であるといえる．

➡ ATPについては，p.28 用語解説参照.

ゴルジ装置

　ゴルジ装置は扁平な袋状の小胞が重なっている構造である．ゴルジ装置には糖転移酵素などが存在し，リボソームで合成されたタンパク質に糖鎖，リン酸，硫酸，脂質などを結合する働きをもつ．タンパク質はアミノ酸が結合しただけの状態から，ゴルジ装置の働きで構造が変化することによって，さまざまな生理的な働きをもつようになる．

核

　核は**核膜**という二重の膜で覆われ，その内部構造である**核質**は**核膜孔**を通じて細胞質につながっている．核は遺伝情報をデオキシリボ核酸（DNA）分子に保存し，また複製する場でもある．さらに必要に応じて遺伝情報を核外に運び出し，この遺伝情報は細胞質で種々のタンパク質として発現される．DNAはタンパク質との複合体の形で存在し，これを**クロマチン（染色質）**という．核内には**核小体**という部分があり，リボソームを形成する場である．

1 代謝総論

こんなところに生化学！

加齢とエネルギーの関係編

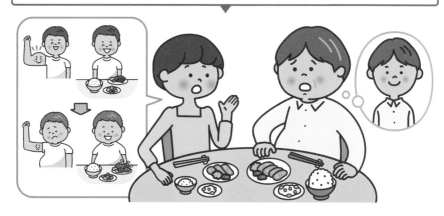

　Aさんは市役所に勤める40代の男性．若いときからご飯はいつも大盛りだが，先日妻から「少しは節制しないと太るよ」と注意された．「若いときと同じ食生活でも，なぜ中年になると太りやすくなるのだろう？」と疑問に思ったAさんは，看護師の娘Bさんに尋ねてみた．Bさんはどのように答えるとよいだろうか？

　多くの人が40〜50代にさしかかると，ふくよかな印象になることは身近な例でも感じられるだろう．これには，加齢による基礎代謝量の変化も関係している．基礎代謝量とは，生命活動の維持に最低限必要なエネルギーである．筋肉の量は基礎代謝に大きく影響するが，意識して運動しない限り，20歳前後をピークに減少していく．すなわち，若いときと同じような食生活を続けていると，体内で消費するエネルギーよりも摂取するエネルギーが多くなってしまい，太りやすくなるのである．肥満はさまざまな病気のもとになる．しかし，運動と適切な食事量を心掛けていれば，中年太りは防ぐことができ，年を取っても健康を保つことができると伝えよう．実は，日常の生活に生化学が隠れているのである．

学習目標

◖ 生命活動にはエネルギーが必要であることを知る.

◖ 「代謝」とは, エネルギーを生み出し, 生体成分を作り出す化学反応であること
を理解する.

◖ 生体内では常に物質が交代（代謝回転）していることを知る.

◖ ホルモンの作用が各組織での代謝を協調的に行わせていることを理解する.

1 代謝とは

1 代 謝

私たちの身体は, 生きている限り「寝ても覚めても」活動を続けている. 筋肉を動かして運動しているときはもちろんのこと, ぐっすりと寝ている間にも, 身体の中では数多くの生体反応が起こり,「生きている状態」を維持している. 能動輸送, 細胞増殖, 神経活動, 体温維持, 生体成分の合成, 最小限の筋緊張などは, 意識しなくても行われる生命活動である（図1-1）. そのために必要なエネルギーの量を基礎代謝量*という.

このエネルギーはどこから供給されているのだろうか？答えは, 食事中の栄養であり, 私たちが日々, 食事をするのはこのためである. もっとも, 食べたものがすぐにエネルギーに変換されるわけではない. 糖質, 脂質, タンパク質などが消化され, さまざまな化学反応によって分解される過程で, **アデノシン三リン酸（ATP）***という化合物にエネルギーが蓄えられる. ATPは生体内で共通して利用することのできる通貨のようなもので, 必要に応じて分解され,

用語解説 *

基礎代謝量

体温の維持, 呼吸や循環機能, 中枢神経機能, 筋緊張など生命活動の維持に最低限必要なエネルギーのことをいう. 10代後半をピークに年齢とともに低下していく.

用語解説 *

アデノシン三リン酸（ATP）

電子伝達系（→p.62参照）などで生じたエネルギーを分子中に蓄える. リン酸を一つ切り離すことでエネルギーが放出される.

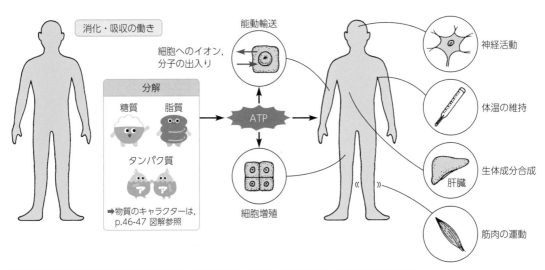

栄養素を分解してATPという形でエネルギーを取り出し, これをさまざまな生命活動に利用している.

図1-1　エネルギーと生命活動

エネルギーを放出する．生命活動に必要な生体分子もATPのエネルギーを使って合成される．これら生体物質の分解と合成の一連の化学反応を**代謝**と呼ぶ．

健康な状態では，代謝はよどみなく流れている．代謝の過程において，数えきれないほど多種類の化学反応の交通整理をしているのが**酵素**である．一方，代謝の流れが滞ったりバランスが崩れたりすると，体調を崩して病的な状態になる．「偏食はいけない」と言われるのは，必要な栄養素を摂れずに代謝のバランスが崩れてしまうからである．また，酵素の働きが十分でなくなって代謝が乱れ，病気につながることもある．

コンテンツが視聴できます（p.2参照）

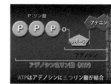

●エネルギーの発生と貯蓄のしくみ〈アニメーション〉

2 異化と同化

代謝は，その働きによって大きく異化と同化に分けられる．

異化は，外部から摂取した栄養素あるいは自身の細胞の構成成分である糖質，脂質，タンパク質などの生体高分子を分解して低分子に変化させることによって，生命活動に必要なエネルギーを作り出すとともに，新たに細胞内で生体成分を作るための材料を供給する一連の反応をいう．例えば，糖質は単糖を経て最終的に水と二酸化炭素に分解され，その過程でエネルギーをATPという形で生み出すとともに，異化の過程の中間体が新たに糖質，脂質，タンパク質を作るための材料として供給される．

同化は，異化によって作られたエネルギーを使って生体に必要な物質を合成する反応をいう（図1-2）．合成に使われる材料は異化によってできた中間代謝物であることが多い．

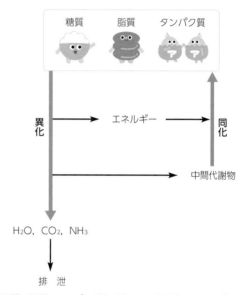

糖質，脂質，タンパク質を分解して（異化），エネルギーを取り出し，それを利用して生体に必要なさまざまな生体構成成分（糖質，脂質，タンパク質など）を合成する（同化）．

図1-2　異化と同化の関係

異化と同化での物質の流れをもう少し詳しく見てみよう（図1-3）．

1 異化

異化には次の3段階がある．

a 第1段階

生体高分子化合物を消化し，その構成単位に変換する．ここでの生体高分子には，食物として外部から摂取した糖質，脂質，タンパク質などの栄養素とともに，寿命や老化などによって不要になった自らの細胞の構成成分としての糖質，脂質，タンパク質なども含まれる．この段階は消化管の消化酵素や細胞内の**リソソーム***の酵素によって行われる．消化によって糖質，脂質，タンパク質はそれぞれの構成単位である単糖類，脂肪酸とグリセロール，アミノ酸に変えられる．

用語解説＊
リソソーム

真核生物の細胞小器官の一つ．水解小体とも呼ばれる．内部に多くの加水分解酵素をもち，タンパク質，糖，複合脂質などの細胞内成分や細胞外から取り込まれた成分の消化を行う．

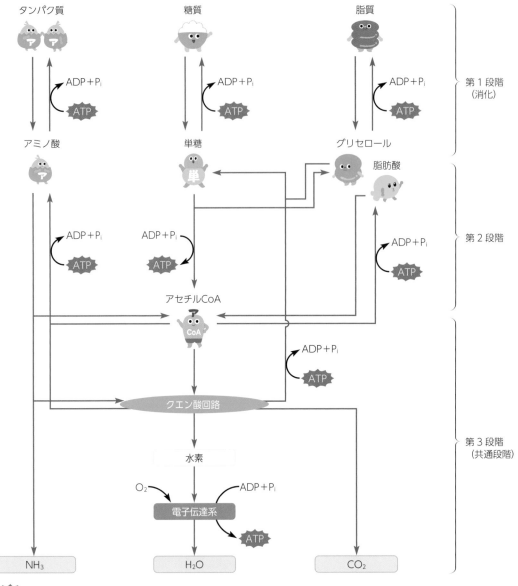

図1-3　異化と同化の流れ

ATP：アデノシン三リン酸　　ADP：アデノシン二リン酸　　P_i：リン酸　　⟶ 異化　⟶ 同化

タンパク質，糖質，脂質などの高分子化合物は，異化（⟶）によって，それぞれ構成単位を経て，最終的にアンモニア，水，二酸化炭素に分解され，その過程でATPを生み出す．同化（⟶）はATPのエネルギーを利用して，生体に必要な高分子化合物を作る．

b 第2段階

単糖類，脂肪酸，アミノ酸がそれぞれ別の経路で分解され，共通の最終段階へ入るための重要な代謝の中間体である**アセチルCoA**に変えられる．また，アミノ酸に由来するアミノ基はアンモニアに変換される．

c 第3段階

アセチルCoAが**クエン酸回路**，**電子伝達系**と呼ばれる異化の共通段階の代

謝系に入り，水と二酸化炭素にまで分解されるとともに生体エネルギー担体であるATPを生み出す．

2 同化

同化は異化の中間体（アセチルCoAやクエン酸回路の化合物）を材料とし，異化で作られたATPのエネルギーを利用して単糖類，脂肪酸，アミノ酸を合成し，さらには生体の構成に必要な糖質（多糖類），脂質，タンパク質を合成する．糖質，脂質，タンパク質の代謝の主要な経路は3章で詳しく述べる．

2 代謝とその制御

糖質，脂質，タンパク質などの生体物質は，体内では常に合成され，かつ分解されている．見かけ上は総量に変化がないように見えるときでも，古いものが分解され，新しいものに置き換えられているのである．この現象を**代謝回転**という．じっとしていても，私たちの身体は日々作りかえられている．生きている生命体には代謝回転がみられるが，死んだ生命体にはみられない．代謝回転こそ生ける証ということもできる．

体内では異化と同化はおおむねバランスがとれているが，おのおのの反応の進み方は決して一定ではない．個体の置かれている環境の変化に応じ，適切な調節を受けている．運動をしているときには筋肉を動かすために異化が盛んになる．一方，睡眠時には同化が盛んになる（図1-4）．長期間にわたって同化

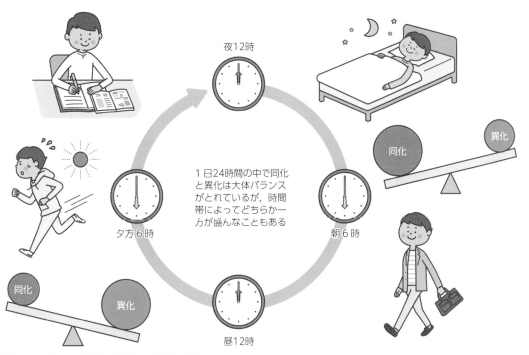

夜12時

1日24時間の中で同化と異化は大体バランスがとれているが，時間帯によってどちらか一方が盛んなこともある

夕方6時

朝6時

昼12時

同化　異化

異化　同化

図1-4　1日の生活と同化・異化のバランス

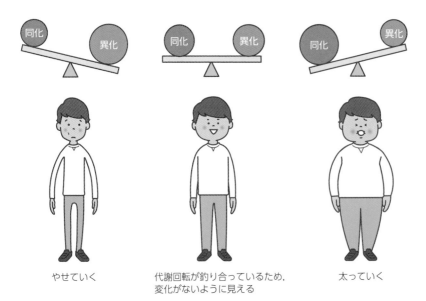

やせていく　　　　代謝回転が釣り合っているため，　　太っていく
　　　　　　　　　変化がないように見える

図1-5　同化・異化のバランスと体重の変化

が優勢になれば肥満につながり，異化が過剰になるとやせてしまう（**図1-5**）．このような代謝の調節は組織ごとに行われているのではなく，一つの個体の中で各組織の働きが協調するように行われている．この調節に中心的な役割を果たしているのがホルモンと神経伝達物質である．

3 細胞間の情報伝達と代謝の調節

1 ホルモンと神経伝達物質による情報伝達

　私たちの身体は非常に多数の細胞から成り立っており，その数は約37兆個，また，その種類は200以上あると見積もられている．これらの細胞はおのおのが自分勝手に振る舞っているのではなく，互いに助け合って環境の変化に適応しながら，個体としての生命活動を維持している．体内で役割の異なる細胞間で連絡を取り合うために，数多くの情報伝達物質が働いている．

1 ホルモンによる情報伝達

　情報伝達物質には，分泌された細胞のごく近くでしか作用できないものもあれば，血流を介して遠く離れた臓器に運ばれ，そこで作用するものもある．後者の作用様式をとるものが**ホルモン**と呼ばれている（**図1-6a**）．循環する血液中に分泌されたホルモンは，さまざまな種類の細胞と出合うことになるが，どの細胞にも働きかけられるわけではない．ホルモンの作用を受ける細胞には，ホルモンが結合して情報を伝えるための**受容体**が存在する．これは，衛星放送の電波が届いていても，専用のアンテナがなければ番組を見ることができないのに似ている．すなわち，ホルモンは不特定多数の細胞に対して放出される

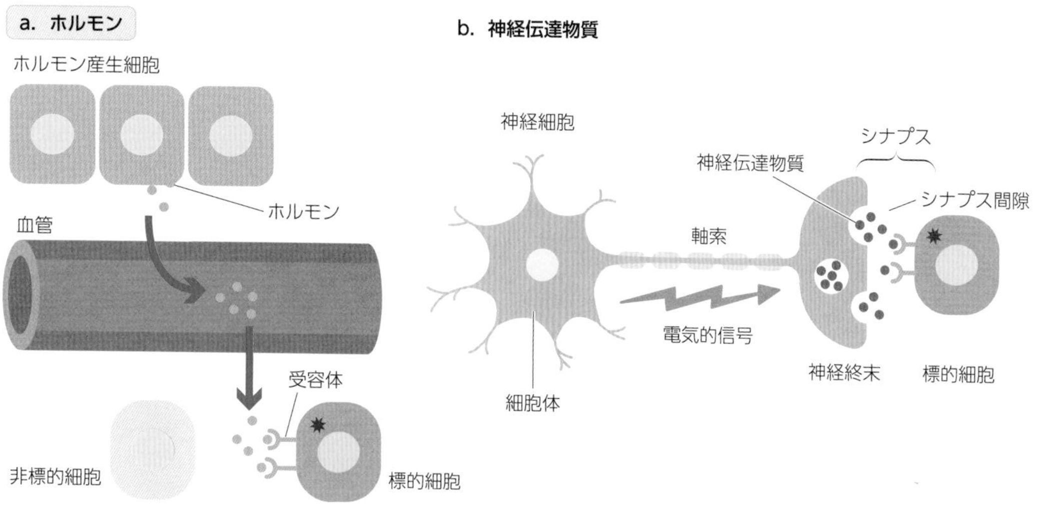

a. ホルモン

ホルモン産生細胞

血管

ホルモン

受容体

非標的細胞

標的細胞

b. 神経伝達物質

神経細胞

シナプス

神経伝達物質

シナプス間隙

軸索

電気的信号

細胞体

神経終末

標的細胞

ホルモンは血流を介して標的細胞へ情報を伝達する．標的細胞と非標的細胞は受容体の有無で区別される．神経伝達物質は電気的信号が神経終末に達すると放出され，標的細胞の受容体を活性化する．標的細胞と非標的細胞は神経細胞とのシナプス形成の有無によって区別される．

図1-6　ホルモンと神経伝達物質による情報伝達

表1-1　代表的なホルモンとその作用

ホルモンの名称	分泌される身体状態	作　用
インスリン	食後に血糖値が上昇したとき	エネルギー貯蔵 血糖値低下（骨格筋，脂肪細胞でのグルコース取り込み促進，グリコーゲン合成促進），中性脂肪合成促進
グルカゴン	空腹時	エネルギー供給 血糖値上昇（糖新生促進，グリコーゲン分解促進），中性脂肪分解促進
糖質コルチコイド	日内変動があるが，ストレス状態で上昇	血糖値上昇（糖新生促進，筋タンパク質分解促進），中性脂肪分解促進，抗炎症
アドレナリン	交感神経の興奮（闘争・逃走反応）*	血糖値上昇，心拍数増加，血圧上昇，散瞳

用語解説 *

闘争・逃走反応

動物が危機に陥ったとき，闘ったり逃げたりする準備を整えるために生じる生理的な反応．

が，その作用を受ける細胞（標的細胞）は，ホルモン受容体によって対応付けられているのである．表1-1に代表的なホルモンの性質についてまとめた．

2 神経伝達物質による情報伝達

　神経伝達物質もホルモンと同様に，遠く離れた部位に情報を伝える．しかし伝達方法は大きく異なる（図1-6b）．神経伝達物質は神経細胞で産生され，神経終末の小胞に貯蔵されている．神経細胞の興奮が電気的刺激によって軸索から神経終末に伝達されると，神経伝達物質は標的細胞との間の狭い間隙（シナプス間隙）に放出されて標的細胞上の受容体に結合して情報を伝える．標的細胞は他の神経細胞のこともあれば，筋細胞などのこともある．神経伝達物質はホルモンのように不特定多数の標的細胞ではなく，神経細胞とシナプスを形成した特定の細胞にのみ情報を伝達している．この点で，神経伝達物質による情報伝達はケーブルテレビなどの有線放送に似ている．

2 ホルモンと神経伝達物質の受容体

　情報伝達物質として働くためには，生体内で十分に拡散できる性質をもつことが重要である．このため，ホルモンも神経伝達物質も一般に低分子量の化合物であり，化学構造に基づいて，ステロイド，ペプチド，アミン，アミノ酸などに分類される（表1-2）．

1 ステロイド

　ステロイドはコレステロールから生合成される脂質の一種であり，ホルモンとしては多くの種類が知られているが，神経伝達物質としては用いられていない．脂溶性の性質をもつため，細胞膜を透過して細胞内に入り込むことができる．この性質は，裏を返せば水溶性が低いということであるため，ステロイドホルモンは血液中で特定のタンパク質と結合して運ばれている．受容体は細胞内の核にあるため**核内受容体**と呼ばれている．ホルモンと結合した核内受容体

表1-2　化学構造に基づいたホルモンと神経伝達物質の分類

ホルモンの化学構造	受容体の種類	代表例
ステロイド	核内受容体	エストロゲン，糖質コルチコイド
ペプチド	細胞膜受容体	インスリン，グルカゴン
アミン	細胞膜受容体	アドレナリン，ドパミン
アミノ酸	細胞膜受容体	グルタミン酸，GABA
その他	細胞膜受容体	アセチルコリン，ATP

ホルモンの作用と内分泌攪乱物質

○ ホルモン

　ホルモンの語源は「目覚めさせる」「興奮させる」という意味のギリシャ語である．その働きは代謝の調節に限らず，多様である．オタマジャクシがカエルになるきっかけは，甲状腺ホルモンによる刺激である．また，緊張して胸がドキドキするのはアドレナリンというホルモンの作用による．まさに「目覚めさせる」「興奮させる」という言葉の意味が実感できる例だろう．

○ ペプチドホルモン

　ペプチドホルモンに分類されている物質の大きさはさまざまである．視床下部で作られる甲状腺刺激ホルモン放出ホルモンのようにアミノ酸残基（そのペプチドを構成するそれぞれのアミノ酸）が三つから成るものもあれば，成長ホルモンのように191個

のアミノ酸残基から成る大きなものもある．ホルモンは体内で微量しか作られず分解されやすいため，その化学構造の決定は容易ではなかった．視床下部で作られるペプチドホルモンの構造を決める研究は1960年代から70年代にかけて行われたが，10〜50万頭ものブタやヒツジの脳が使われた．

○ 内分泌攪乱物質

　ホルモンは私たちの体内で作られる物質であるが，環境中に存在する化学物質が体内に取り込まれ，ホルモン様の作用を示したり，ホルモンの作用を妨げたりすることがある．このような物質を内分泌攪乱物質（環境ホルモン）と呼ぶ．性ホルモン様の作用により生殖異常を引き起こすもののほか，脳神経系や免疫系に影響する化学物質も知られている．

は，遺伝子発現の調節によって細胞機能に影響を与える．エストロゲンなどの性ホルモンや糖質コルチコイドなどがステロイドホルモンの代表例である．

2 ペプチド，アミン

ペプチドはアミノ酸が数個から数十個共有結合したものであり，**アミン**はアミノ酸の誘導体である．アミノ酸も含め，これらの物質はどちらも水溶性が高いため細胞膜を通り抜けることはできず，受容体は細胞膜表面にある．

|1| 細胞膜受容体の種類

ホルモンの**細胞膜受容体**は，情報伝達物質が結合したという情報を生化学反応に置き換えて細胞内に伝えていく．信号は核にも伝達されて遺伝子発現の調節が行われるが，細胞質や細胞膜のタンパク質の機能を調節することも知られている．一方，神経伝達物質の受容体は情報伝達物質が結合したという情報を電気的な信号（イオンの動きの変化）に置き換えるが，その作用形式は二通りある．

a イオンチャンネル型受容体

イオンチャネル型受容体は，細胞膜のイオン透過性を直接調節することで信号を送る．

b 代謝調節型受容体

代謝調節型受容体は，情報を生化学的な代謝反応に置き換えた上で，あらためてイオンの透過性を調節して信号を送ったり，その他の細胞機能を調節す

イオンチャネル型受容体と代謝調節型受容体

▶ イオンチャネル型受容体

　細胞膜は通常，イオンを透過させることができない．そこで，細胞の内外でイオンを移動させる必要があるときには，細胞膜にイオンの通り道を作って受動輸送を行うタンパク質（イオンチャネル）を用いる．英語のチャネルには水路という意味がある．イオンチャネル型受容体には，神経伝達物質が結合することによってイオンの通り道を開く性質がある．

▶ 代謝調節型受容体

　代謝調節型受容体は神経伝達物質が結合することによって，Gタンパク質を介して間接的にさまざまな酵素を活性化する．次いで，酵素によって作られた代謝物質（cAMPなどのセカンドメッセンジャー，➡p.115参照）がイオンチャネルを開いたり，その他の細胞機能を調節したりする．

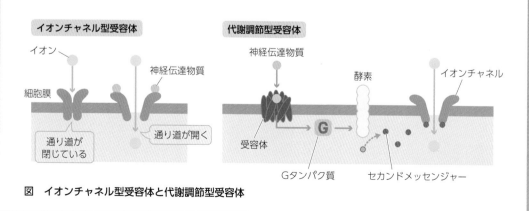

図　イオンチャネル型受容体と代謝調節型受容体

る．作用が間接的になる分，イオンチャネル型受容体よりも作用はゆっくりしている．

|2| 情報伝達物質の例

ペプチド性の情報伝達物質の代表例として，糖質代謝の調節に重要なホルモンであるインスリンやグルカゴンが挙げられる．アミンの代表例はアドレナリンである．アドレナリンは，ホルモンとして心拍数の増加や糖質代謝への作用が知られているが，神経伝達物質としての機能もある．グルタミン酸やGABA*などのアミノ酸の情報伝達物質は，主に神経系で用いられている．そのほか，代表的な神経伝達物質にはアセチルコリンがある．

用語解説 *

GABA

γ-アミノ酪酸（4-アミノ酪酸）の略号．GABAはγ-アミノ酸であり，タンパク質を構成するα-アミノ酸とは異なる．

3 ホルモンと神経伝達物質の作用

ホルモンは血液中を流れて遠く離れた臓器で作用するため，分泌されたときには高濃度であっても，血液中を運ばれているうちに，どんどん薄まってしまう．それでも十分に作用できるよう，ホルモンは一般に，非常に低濃度でも受容体と結合して信号を送ることができる．また，送るべき情報の混線が起こらないように，ホルモンと受容体は結合の特異性が非常に高くなっている．一方，神経伝達物質は神経終末と標的細胞の間の狭いシナプス間隙に分泌されるため，情報が混線する心配はなく，ホルモンのように濃度が薄まることもない．したがって，ホルモンと受容体ほどの高い親和性は必要とされない．

ホルモンと神経伝達物質では，作用を発揮するまでの時間にも差がある．ホルモンは標的細胞まで血流を介して運ばれるのに対し，神経伝達物質は軸索を高速度で伝達される電気的な信号に応答して，標的細胞に近接した場所で放出される．必要とされる時間は1秒の1,000分の1よりも短いとされている．

もっとも，ホルモンでも神経伝達物質でも伝達される信号が過剰にならないように，作用が一過性になるようなしくみがある点では共通している．どちらの情報伝達物質も遠く離れた臓器での細胞の働きに大きく影響し，恒常性の維持に重要な物質であるだけに，その作用は厳密に調節されている．

臨床場面で考えてみよう　筋肉増強剤

スポーツ選手が禁止薬物の使用により，メダルを剥奪されたり，記録を取り消されたりすることがある．筋肉増強剤も禁止薬物の一つであり，実体はアナボリックステロイドというタンパク質同化作用を促すホルモンである．タンパク質の異化と同化のバランスを変えることで筋肉量を効率良く増やす働きがある．副作用も多く，使用は危険とされる．

重要用語

代謝	異化	アセチルCoA	ホルモン
酵素	同化	代謝回転	神経伝達物質

2 酵 素

こんなところに生化学！

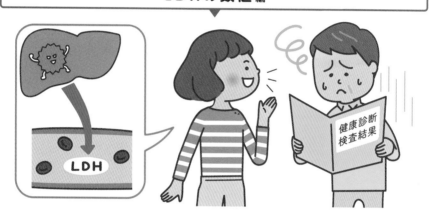

　Cさんは飲食店を営む50代の男性．健康診断で血液検査を受けたところ，乳酸脱水素酵素〔LDH（LD）〕が少し高く，再検査が必要との結果だった．「再検査が必要と言われたけれど，どこか悪いのだろうか．少し高いくらいだから大丈夫かな？」と気が気でない．Cさんは，外来看護師である娘のDさんに血液検査のことを相談してみた．このようなとき，Dさんはどのように説明するとよいだろうか？

　LDHは，肝臓や心臓など身体のさまざまな細胞に存在する酵素で，糖をエネルギーに変換する際に働いている．炎症やがんなどで細胞が傷害を受けると血中へ流入する．つまり，LDHが高いときは，身体の中になんらかの病気が隠れている可能性があるということである．LDHの上昇は病的ではない場合もあるが，必ず再検査を受けて，なんらかの病気がないか詳しく調べることを勧めよう．生化学の知識は，日常で受ける検査の意味を理解するのに役立つ．

学習目標

◖ 身体の中で代謝の流れをつくる酵素の働きを理解する.

◖ 酵素の基本的な性質を理解する.

◖ 酵素活性の測定が病気の診断にどのように役立っているのかを知る.

1 酵素の役割

　私たちは日々，食事から栄養を摂り，生命活動のためのエネルギーや生体成分を作り出している. それは，代謝と呼ばれる連続した化学反応によって行われる. 生体内で化学反応を進行させる上で重要な働きをしているのが**酵素**である.

　化学反応とは物質の形が変化して別の物質になることをいい，反応が進行するためには多かれ少なかれ，外からエネルギーを与えてやる必要がある. このエネルギーを**活性化エネルギー**と呼ぶ. 化学の実験を思い出してみよう. 常温で化合物を作り出せることはまれで，一般的には温度を上げたり，圧力を上げたりすることによって反応を起こしやすくする. 温度を上げると，活性化エネルギーが供給されて反応が進みやすくなる. しかし，体温が一定の幅に保たれている生体ではそういうわけにはいかない. そこで生体は酵素を使う. 酵素は活性化エネルギーを低くして，反応を進みやすくする（図2-1）. このとき酵素自身は変化しない. このように，化学反応において，自身は変化せず反応を進める物質を**触媒***と呼ぶ. つまり酵素は生体内での触媒ということができる.

用語解説 *

触 媒
――――――――――
化学反応の過程において，少量で化学反応の加速を促すが，それ自体は反応後もそのままに保たれる物質. 例えば，高温下で窒素と水素を反応させアンモニアを生成する場合において，鉄を少量加えると反応速度が速くなるが，鉄自体は変化しない. この場合の鉄が触媒である.

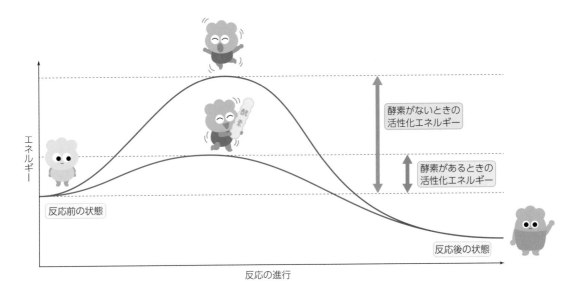

化学反応が進行するために与えなければならないエネルギーを活性化エネルギーという. 活性化エネルギーが低いほど，反応は進みやすい. 酵素は触媒として反応に必要な活性化エネルギーを低くする作用をもつ.

図2-1　化学反応と活性化エネルギー

2 酵素の性質

1 酵素は主にタンパク質から成っている

酵素には，タンパク質のみから成るものと，酵素反応にタンパク質以外に**補因子**を必要とするものがある．補因子には，マグネシウム（Mg^{2+}），亜鉛（Zn^{2+}），鉄（Fe^{2+}）などの金属イオンや，**補酵素**と呼ばれる低分子化合物がある．補酵素は水溶性ビタミンの誘導体*が多い．補因子を必要とする酵素では，活性をもたないタンパク質のみの部分をアポ酵素といい，アポ酵素に補因子が結合して活性をもつようになったものをホロ酵素という（図2-2）．

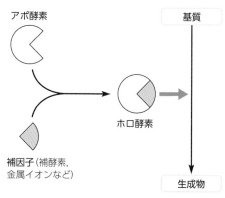

図2-2 **アポ酵素，補因子，ホロ酵素**

2 酵素には基質特異性がある

酵素の作用を受ける物質を**基質**といい，その反応によってできた物質を**生成物**という．酵素と基質はちょうど鍵と鍵穴の関係のように，酵素にぴったりと合う基質以外は，構造がほんの少し変わっただけでも反応しない性質がある．これを**基質特異性**という（図2-3）．

3 酵素には反応特異性がある

通常，一つの酵素は一つの反応しか触媒しない．これは，酵素が一つの基質と反応するとき，生成物は基本的にいつも同じということである．これを**反応特異性**という．

複数の生体反応が同じ場所で同時進行しても混乱が起こらないのは，酵素の基質特異性，反応特異性によって交通整理が行われているからである．

4 酵素反応はさまざまな因子に影響される（図2-4）

|1| pH

pHによって酵素の構造が変化することで酵素の反応性が変わる．酵素が最も働きやすいpHを**最適pH**（至適pH）という．例えば，胃の中で働くタンパク質消化酵素のペプシンは，胃内のpH（1〜2）で最も働きやすいように，最適pHは1〜2である．一方，腸内で働くタンパク質消化酵素のトリプシンの最適pHは約8であり，腸内のpHに対応している．

用語解説*

誘導体

もとの化合物の構造や性質の一部を大幅に変わらない程度に変化させた化合物のこと．例えば，スキンケアでよく耳にするビタミンC誘導体とは，ビタミンCを少し変化させた物質である．

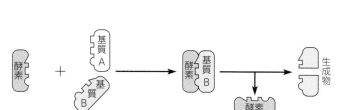

酵素は基質Bとは結合できるが，構造が異なるため，基質Aとは結合できない．
酵素は厳密な基質特異性をもっている．

図2-3 **酵素反応の基質特異性**

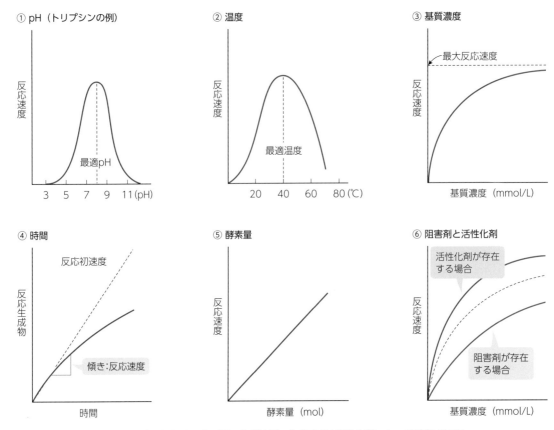

① pH（トリプシンの例）

反応速度

最適pH

3　5　7　9　11(pH)

② 温度

反応速度

最適温度

20　40　60　80(℃)

③ 基質濃度

反応速度

最大反応速度

基質濃度（mmol/L）

④ 時間

反応生成物

反応初速度

傾き：反応速度

時間

⑤ 酵素量

反応速度

酵素量（mol）

⑥ 阻害剤と活性化剤

反応速度

活性化剤が存在する場合

阻害剤が存在する場合

基質濃度（mmol/L）

酵素反応は，①pH，②温度，③基質濃度，④時間，⑤酵素量，⑥阻害剤と活性化剤によって影響を受ける．

図2-4　酵素反応に影響する因子

| 2 | 温度

　普通，化学反応は温度を上げると反応速度が増すが，酵素はタンパク質でできているため，温度が高くなりすぎるとタンパク質が変性して活性を失ってしまう．これを**失活**という．ヒトの酵素はヒトの体温で最も働きやすくなっている．このように酵素が最も働きやすい温度を**最適温度（至適温度）**という．

| 3 | 基質濃度

　基質濃度が高くなると，反応速度は速まる．しかし，ある一定以上の濃度になると反応速度はそれ以上速くならず，一定となる．この速度を**最大反応速度**という．

| 4 | 時間

　反応速度は時間が経つと遅くなる．これは基質濃度が低くなることや，生成物が反応を進みにくくすることなどが原因である．

| 5 | 酵素量

　酵素量を増やせば反応速度は速まる．したがって，反応速度から酵素量を測定することができる．しかし，酵素反応はさまざまな因子により影響されるため，pH，温度，基質濃度，反応時間などの条件を一定にすることが重要である．

| 6 | 阻害剤と活性化剤

　酵素の活性に影響を与える物質のうち, 酵素反応を阻害する（反応を進みにくくする）物質を**阻害剤**と呼び, 逆に反応を促進する（反応を進みやすくする）物質を**活性化剤**という. 多くの酵素は生体内のさまざまな物質の働きにより阻害や促進を受けることによって調節されている. 特に阻害剤には, 薬剤として治療に使われるものも少なくない.

　例えば, ビタミンの一種である葉酸に構造のよく似たメトトレキサートという白血病治療薬は, 本来の基質であるジヒドロ葉酸の代わりにジヒドロ葉酸還元酵素と強く結合し, この酵素の作用を阻害する. これによってDNA合成を抑制し, 抗リウマチ作用や抗がん作用を発揮する.

➡ DNA合成の抑制については, 3-4章5節p.122参照.

 臨床場面で考えてみよう　薬とグレープフルーツジュース

　「薬をグレープフルーツジュースで服用してはいけないのはなぜ？」と患者さんから質問された.

　服用して体内に入った薬は薬物代謝酵素の働きで代謝・分解され, 体外に排出される. 通常, 薬の服用量は, 代謝されることを考慮して十分な量が処方されている. しかし, グレープフルーツジュース中の成分はこのような薬物代謝酵素の一つであるCYP3A4の働きを阻害する. CYP3A4により代謝される薬をグレープフルーツジュースと一緒に服用すると, 薬の代謝が遅れて血中濃度が高くなりすぎ, 副作用が現れる可能性があることを理解してもらおう.

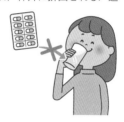

3　酵素の分類

　酵素は触媒する反応によって七つに分類される（表2-1）.

❶**酸化還元酵素**　生体内における酸化還元反応を触媒する酵素. 基質Aから水

表2-1　酵素の分類

分　類	代表的な酵素
酸化還元酵素（オキシドレダクターゼ）	乳酸脱水素酵素, ピルビン酸脱水素酵素
転移酵素（トランスフェラーゼ）	アミノトランスフェラーゼ, ヘキソキナーゼ, グルコキナーゼ, クレアチンキナーゼ
加水分解酵素（ヒドロラーゼ）	ペプシン, トリプシン, リパーゼ, アミラーゼ, マルターゼ, アルカリホスファターゼ
脱離酵素（リアーゼ）	グルタミン酸脱炭酸酵素, フマラーゼ, 炭酸脱水酵素
異性化酵素（イソメラーゼ）	トリオースリン酸イソメラーゼ, ホスホグリセリン酸ムターゼ, ラセマーゼ
合成酵素（リガーゼ）	グルタミン合成酵素, ピルビン酸カルボキシラーゼ
輸送酵素（トランスロカーゼ）	Na^+-K^+ポンプ, Ca^{2+}ポンプ

素，または電子を取って他の基質Bに移す．これに属する酵素は，ビタミン
から作られるニコチンアミドアデニンジヌクレオチド（NAD$^+$），フラビン
アデニンジヌクレオチド（FAD）などの補酵素を必要とすることが多い．

❷ **転移酵素**　基質A−XからXを取って，基質Bへ移す酵素．Xにはメチル基
（−CH$_3$），アミノ基（−NH$_2$），アシル基（−COR），リン酸基（−OPO$_3^{2-}$）
などの水素以外のすべての原子団が含まれる．

❸ **加水分解酵素**　基質A−Bを水でA−OHとB−Hに分解する酵素．ペプシン，
トリプシン，リパーゼ，アミラーゼなどの多くの消化酵素がこれに属する．

❹ **脱離酵素**　加水分解以外の方法で基質A−BをAとBに分解する反応，または
その逆反応を触媒する酵素．さまざまな脱炭酸酵素，脱水酵素がこれに含ま
れる．

❺ **異性化酵素**　基質をその**異性体**＊（立体異性体，構造異性体）に変える酵素．
D−アミノ酸，L−アミノ酸の相互変換を行うラセマーゼもこれに含まれる．

❻ **合成酵素**　ATP（アデノシン三リン酸）のエネルギーを利用して，基質Aと
BからA−Bを作る酵素．グルタミン合成酵素などがこれに含まれる．

❼ **輸送酵素**　イオンや分子の生体膜を横断した移動を触媒する酵素．ATPの
エネルギーを利用して，Na$^+$やCa^{2+}を能動輸送するポンプなどが含まれる．

> **用語解説**＊
> **異性体**
>
> 化合物の中で，分子を構成する原子の種類と数が等しいにもかかわらず構造や配列が異なるために化学的性質が違うものをいう．同じ分子式をもちながら，原子の結合の順序が異なるものを構造異性体，原子の結合の順序は同じだが立体的な配置が異なるものを立体異性体という．有機化合物の種類が多い理由の一つに，異性体の存在がある．

➡ 異性体については，3-1章1節1項p.50参照.

> **EC番号（酵素番号）**
>
> 　数多くの酵素を系統的に分類するために，すべての酵素にはEC番号が付されている．おのおのの酵素は，酸化還元酵素（EC1），転移酵素（EC2），加水分解酵素（EC3），脱離酵素（EC4），異性化酵素（EC5），合成酵素（EC6），輸送酵素（EC7）といった大分類に加え，反応様式や基質の違いで異なる番号をもつ．EC1.1.1.1は，酒を飲んだときに体内に入ってきたアルコールを分解する酵素であるアルコール脱水素酵素に割り当てられている．

4 臨床診断と酵素

　血漿中にはさまざまな酵素が存在するが，大きく三つのグループに分類する
ことができる．
①本来血漿中に存在し，血漿中で働く酵素（血液凝固因子など）
②外分泌腺から分泌される酵素（アミラーゼなど）
③もともと細胞内に存在する酵素（ALP，CK，LDH，AST，ALTなど）
　②，③に属する酵素は普通は血漿中にわずかしか存在しないが，細胞の破
壊を伴う疾患では，著しく増加することがある．

1 アイソザイム

　同じ反応を触媒するが（つまり基質，生成物が同じ），タンパク質としては

異なる酵素を**アイソザイム***という．アイソザイムは発現する組織が異なることが多く，図2-5のようにアイソザイムのパターンを分析することで，診断に利用することができるため有用である．

　乳酸脱水素酵素〔LDH（LD）〕は四次構造をもち，心筋型（H）と骨格筋型（M）の２種類のポリペプチド（これらを**サブユニット**と呼ぶ）が４個集まってできている酵素で，その組み合わせによってLDH1～LDH5の５種類のアイソザイムがある．４個のH型から成るLDH1は心筋に多く，４個のM型からなるLDH5は肝臓や骨格筋に多いというように，組織によって分布が異なる．そのため，例えば心筋梗塞で心筋への血流が止まり，心筋細胞が壊死すると，細胞の中から大量のLDH1が血中に出てくる．同様に肝炎などの肝疾患で肝臓が傷害を受けたときは，LDH5が血中に増加する．乳酸脱水素酵素以外にも，表2-2に示すアルカリホスファターゼ（ALP）のようなアイソザイムが知られている．

２ 臨床検査に用いられる酵素

　アイソザイム以外にも組織によって分布が異なる酵素が多数知られている．前述したように，これらの酵素は本来細胞の中に存在する酵素のため，組織に何らかの傷害が発生した場合に血漿中に出てくる．したがって，血漿中の酵素の種類と量を測定することで，傷害を受けた組織やその程度を推定することが可能になる．表2-2には臨床検査によく使われる主な酵素を示した．

用語解説＊
アイソザイム
同じ基質を用いて同じ反応を触媒するが，基質に対する親和性や調節因子（反応の度合いを調節する因子）の作用の受けやすさが異なっており，発現組織での必要性に応じた，最適の性質をもっている．

➡ 四次構造については，3-3章１節３項p.97参照．

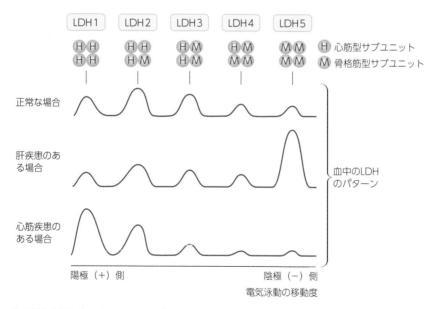

乳酸脱水素酵素（LDH）は四つのサブユニットから成る酵素で，サブユニットの組成によってLDH1～LDH5のアイソザイムに分類される．おのおののアイソザイムは，発現する組織が異なっている．各アイソザイムは電気泳動による移動度が異なるため，血漿から分離・定量が可能である．肝疾患ではLDH5が，心筋梗塞ではLDH1が著しく増加する．

図2-5　乳酸脱水素酵素〔LDH（LD）〕のアイソザイムパターン

➡ 電気泳動については，資料p.175参照．

表2-2　臨床診断に利用される主な酵素

酵　素	血液中で示される変化
アルカリホスファターゼ（ALP）	ALP1〜ALP5のアイソザイムがある．ALP1は肝臓疾患や胆道閉塞，ALP3は骨疾患（がんの骨転移，骨パジェット病など）などで増加する
クレアチンキナーゼ（CK）	心筋，骨格筋に多く分布し，心筋梗塞や骨格筋の傷害などで増加する
乳酸脱水素酵素〔LDH（LD）〕	解糖系の酵素で，すべての組織に分布するが，アイソザイムが組織によって異なる分布を示す．心筋梗塞ではLDH1が，肝炎などの肝疾患や骨格筋の傷害ではLDH5が増加する
アスパラギン酸アミノトランスフェラーゼ〔AST（GOT）〕 アラニンアミノトランスフェラーゼ〔ALT(GPT)〕	ともに肝臓，心筋に多く存在し，肝炎，肝硬変で増加する．心筋梗塞などの心疾患ではASTのみ増加する
アミラーゼ	唾液腺，膵臓に多く分布し，膵炎，耳下腺炎で増加する

 臨床場面で考えてみよう　血液中の酵素を調べる意義

　血液検査の結果を見た患者さんに，「生化学検査ではどうして酵素を調べるの？」と質問された．

　生化学検査で血液に含まれるさまざまな成分を調べることによって，身体の中で起こっている代謝の異常を知ることができること，そしてどの酵素が増えているかを知ることで，どの臓器に炎症や傷害が起こっているのかを推定できることを説明し，血液検査から得られる情報がとても重要であることを理解してもらおう．

 重要用語

触媒	最適pH（至適pH）	活性化剤
基質特異性	最適温度（至適温度）	アイソザイム
反応特異性	阻害剤	サブユニット

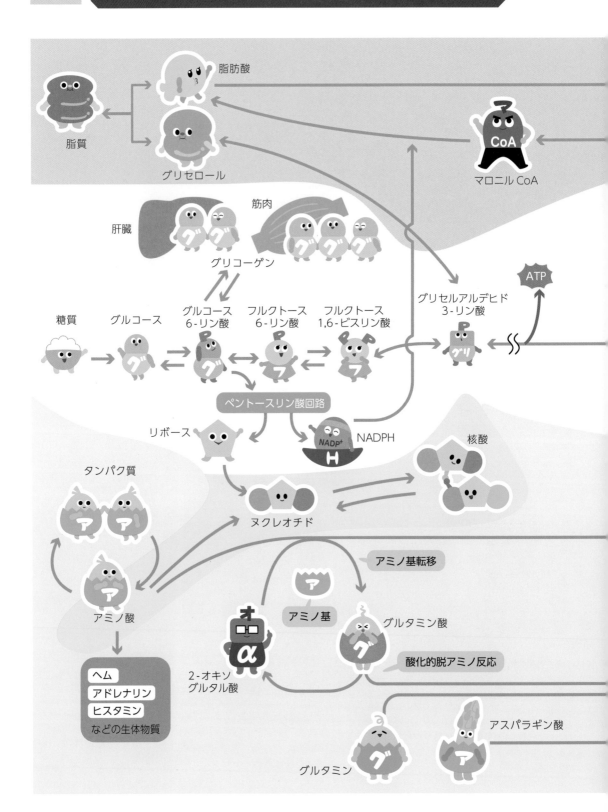

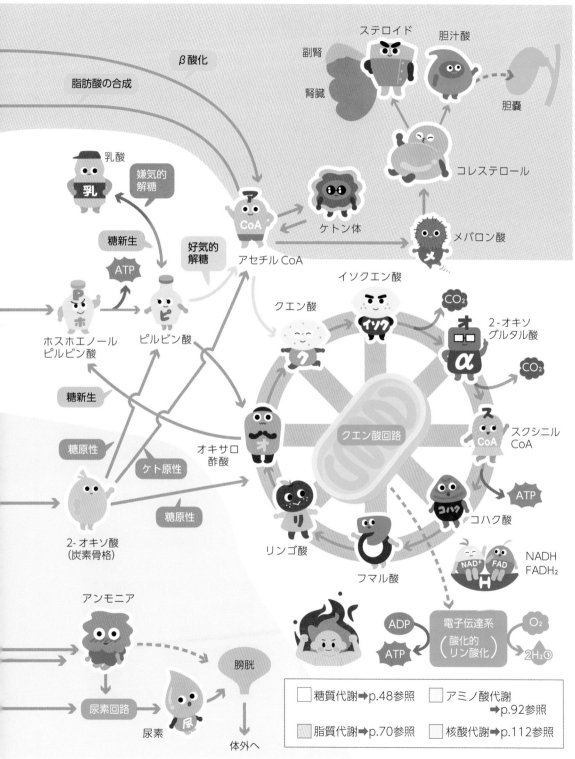

3-1 糖質代謝

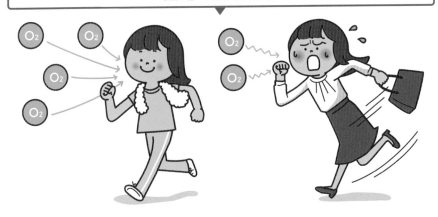

こんなところに生化学!

運動と解糖系 編

　看護学生のEさんは，週に一度友人Fさんとランニングをしている．ある日Fさんが「長い距離を全力疾走できないのはどうしてなんだろう？」と聞いてきた．糖質代謝によるエネルギー産生を生化学の授業で学んだことを思い出したEさんは，運動との関係を調べてみることにした．

　糖質からエネルギーを作り出すしくみには，好気的解糖と嫌気的解糖の二種類がある．安静時や軽いジョギング時のように酸素が十分に供給されているときには好気的解糖が働くが，全力疾走のような激しい運動時には酸素の供給が十分でなく，嫌気的解糖が働く．好気的解糖では，グルコースは分解されてクエン酸回路に入っていき，大量のATPが合成される．一方，嫌気的解糖では，グルコースはクエン酸回路には入らず，ATPの生成効率も悪い．このため，筋肉を動かすのに必要なエネルギーの供給が足りなくなり，持続的に運動を続けるのは難しくなる．

　このことをFさんに説明すると，運動にも生化学が関係しているのかと驚いていた．生化学は意外と身近なところに隠れているのである．

学習目標
◖ 糖質の性質を理解し，これに関連する生命活動について知る．

◖ 糖質の種類と基本構造，また，それぞれの役割について理解する．

◖ 糖質が，どのような過程を経て消化・吸収されるのかを理解する．

◖ 糖質が，細胞内でどのように代謝され，利用されるのか，特に生命活動のエネルギー
　担体であるATPがどのように作られるのかを理解する．

◖ 血糖はどのように調節・維持されているのかを理解する．

1 糖　質

1 糖とは何か

1 糖の構成要素

　糖は化学的には，官能基*である**アルデヒド基**（−CHO）や**ケトン基**（＞C
＝O）を有する多価アルコールである．有機化学でいうアルデヒドやケトン
は，アルデヒド基やケトン基を含む物質を指す．アルコールとは炭化水素*の
鎖にヒドロキシ基（−OH）が付いたもので，私たちの身近なものでは，消毒
用や飲用として用いられるエタノール（C_2H_5−OH）が挙げられる．多価ア
ルコールとはヒドロキシ基を2個以上有するアルコールのことで，グリセロー
ルは炭素数3の炭化水素に3個のヒドロキシ基をもっているため3価アルコー
ルという〔$C_3H_5(OH)_3$〕．

　代表的なアルデヒドとして，生物標本を作るときに用いられるホルムアルデ
ヒド（ホルマリン：H−CHO），酒を飲んだときに呼気中に現れるアセトアル
デヒド（CH_3−CHO）などが挙げられる．代表的なケトンとしては，塗料な
どの溶剤に含まれたり，身体の中で脂肪が分解されたときなどに現れたりする
アセトン（CH_3−CO−CH_3）が挙げられる．

　グリセロールの一方の端のヒドロキシ基が酸化されてアルデヒドになったグ
リセルアルデヒドと，中央のヒドロキシ基が酸化されたジヒドロキシアセトン
は，糖の条件を備えた最小の物質である．グリセルアルデヒドのようにアルデ
ヒド基を有する糖を**アルドース**という．またジヒドロキシアセトンのようにケ
トン基を有する糖を**ケトース**という（**図3.1-1**）．

　生化学や栄養学において主要な糖である**グルコース**＊（ブドウ糖）は，生体
において重要な働きを担っている．また，グルコースなど糖類の基本となる最
小の単位のことを**単糖**と呼び，単糖が複数結合して**オリゴ糖**（**少糖**）や**多糖**を
構成する．

2 糖の構造

　グリセルアルデヒドとグルコースを比較すると，前者は炭素数3であり，
後者は炭素数6である．炭素数5個以上の糖は**鎖状**（さじょう）**構造**から，より安定な**環**（かん）

plus α

炭水化物

糖を示す言葉として「炭
水化物」がある．グル
コースなど，糖の基本構
造は炭素，水素，酸素か
ら成り，かつては糖の分
子を炭素と水が結合し
たように示していた
〔$C_n(H_2O)_m$〕．

用語解説 ＊

官能基

アルデヒド基やケトン基
などのように，有機化合
物の分子に含まれ，その
化合物に特有な性質を与
え，特徴的な化学反応を
起こさせる原子団のこと
（➡p.173参照）．

用語解説 ＊

炭化水素

炭素と水素だけから構成
される化合物の総称．

用語解説 ＊

グルコース

分子式は$C_6H_{12}O_6$．栄養
源として，身体の中での
さまざまな物質の合成材
料として重要な物質であ
る．植物にも動物にも存
在する．

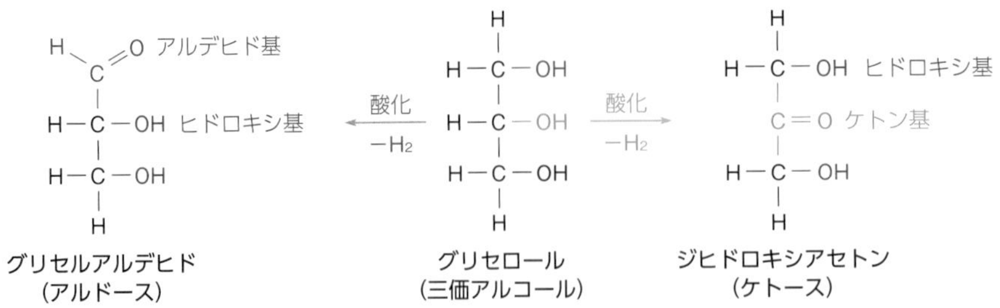

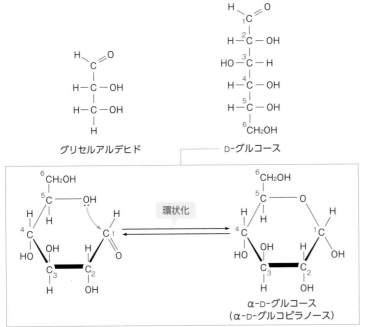

H—C=O アルデヒド基
H—C—OH ヒドロキシ基
H—C—OH
　　H

グリセルアルデヒド
（アルドース）

←酸化 −H₂

H
H—C—OH
H—C—OH
H—C—OH
　　H

グリセロール
（三価アルコール）

酸化→ −H₂

H
H—C—OH ヒドロキシ基
C＝O ケトン基
H—C—OH
　　H

ジヒドロキシアセトン
（ケトース）

最も単純な糖の例. グリセロールの一方の端のヒドロキシ基が酸化されるとグリセルアルデヒドに，中央のヒドロキシ基が酸化されるとジヒドロキシアセトンになる. アルデヒド基を有する糖がアルドース，ケトン基を有する糖がケトースである. どちらの糖もヒドロキシ基を二つもっている.

図3.1-1　アルドースとケトース

plus α

**ピラノースと
フラノース**

グルコースは主に六角形の環状構造をとるが，ごく一部（0.3％以下）は五角形の環状構造をとる. 同じ糖でも六角形の環状構造をとったものはピラノース，五角形の環状構造をとったものはフラノースと呼んで区別することがある. したがって，六角形の構造をとったグルコースはグルコピラノースとなる.

アルドースの代表であるグルコース（D-グルコース）は，グリセルアルデヒドと同様に直鎖構造で表すことができる. しかし，炭素数5個以上の糖では環状の構造をもつことが知られており，鎖状構造と比べ原子数に変化はない.

図3.1-2　糖の鎖状構造と環状構造

状 構造をとる（図3.1-2）. したがってグルコースは環状構造で表現されるが，鎖状構造と比較して構成する原子の数に変化はない.

　全く同じ原子で構成された物質であっても，炭素のもつ基本的な性質から立体的な配置の異なる物質が存在する. これを**立体異性体**という. 私たちが目にする物質名には「D-グルコース」などの表記がみられるが，「D-」というのは立体異性体についての表現である. 例えてみるならば，これは"うず巻き模様"の右巻きと左巻きのようなもので，巻き方が異なれば重なり合うことができない. しかし，これらの一方を裏返す（鏡に映った形にする）とぴったり重なり合

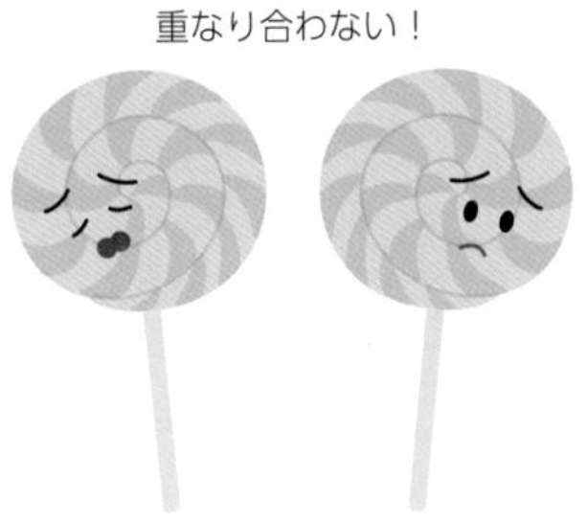

重なり合わない！

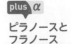

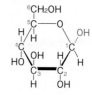

●立体異性体〈アニメーション〉

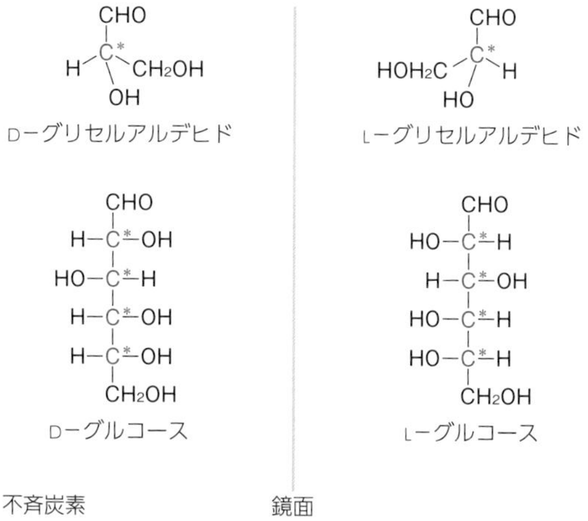

```
        CHO                      CHO
      H-C*-CH₂OH            HOH₂C-C*-H
         OH                      HO
   D-グリセルアルデヒド          L-グリセルアルデヒド
```

```
        CHO                      CHO
     H-C*-OH               HO-C*-H
    HO-C*-H                 H-C*-OH
     H-C*-OH               HO-C*-H
     H-C*-OH               HO-C*-H
       CH₂OH                   CH₂OH
      D-グルコース             L-グルコース
```

＊：不斉炭素　　　　　　　鏡面

グリセルアルデヒドとグルコースによる立体異性体（鏡像異性体）の例.
グリセルアルデヒドは不斉炭素をもつ最小の糖である. 鏡面を仮定すると, D体とL体は対称の構造であることがわかる. グルコースの例も同様であるが, 不斉炭素は4個あり, 多数の異性体の存在が理解できる.

図3.1-3　不斉炭素と立体異性体

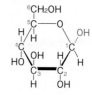

うことができる. ちなみに「D-」は右を, 「L-」は左を意味する接頭語である. 簡単な例で示すと, D-グリセルアルデヒドとL-グリセルアルデヒドはちょうど互いに鏡に映ったような位置関係であることがわかる. グリセルアルデヒドの例では中央の炭素原子に注目すると, 炭素原子のまわりに結合している4種類の原子の集まり（原子団）がすべて異なっている. このような炭素を**不斉炭素**という. 不斉炭素に結合している原子団の上下や左右が入れ替わると立体的には別の物質となるのである（図3.1-3）.

　生体にとって重要なグルコースはD-グルコースであり, 単にグルコースと表記される場合はD-グルコースを示している. また環状構造ではα, βといった立体異性体も存在する. グルコース同士で結合してデンプンやセルロースを構成する場合, 結合するグルコースがα型かβ型かによって生体内で消化されるか否かなどの違いが生じる. ヒトの体内では, β型のセルロースは消化することができない.

2 単糖類

　単糖類（図3.1-4）は単独で存在したり, 多糖などの基本単位となる物質である. 単糖類のうち重要なものを以下に示す.

a リボース

　リボースは核酸RNAの構成成分として重要である. DNAでは酸素が一つ欠落したデオキシリボース（β-2-デオキシ-D-リボース）が構成成分となる.

plus α

β-D-グルコースの構造式

図3.1-2のα-D-グルコースとは, 1の位置のヒドロキシ基の結合の向きが異なっている.

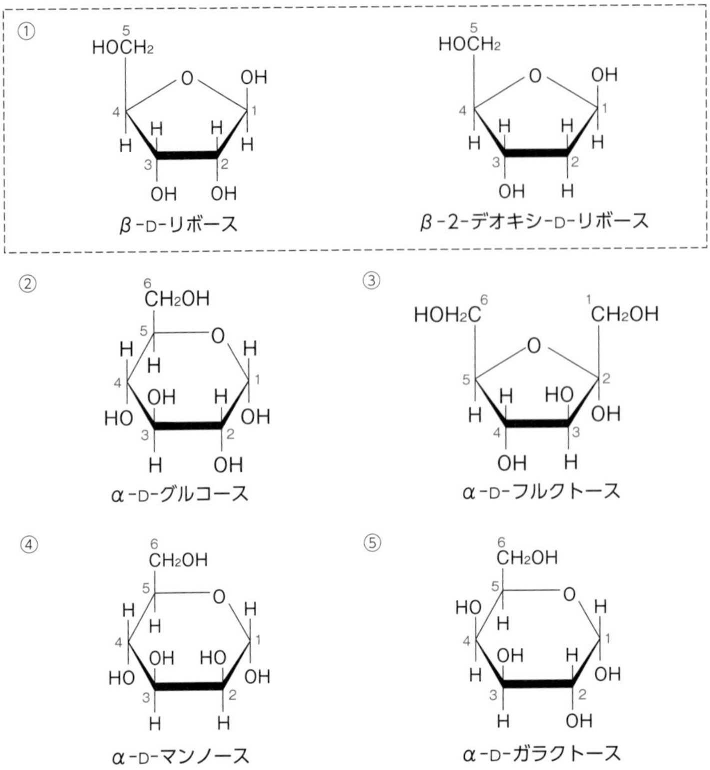

炭素原子5個から成る単糖を五炭糖（ペントース），6個から成る単糖を六炭糖（ヘキソース）という．リボースおよびデオキシリボースは五炭糖であり，他は六炭糖である．しかし，フルクトースは六炭糖であっても五角形の環状構造をとることに注目する．

図3.1-4　主な単糖類の構造

b グルコース

グルコースは生体のエネルギー源として重要である．スクロース，デンプン，グリコーゲン，セルロースなどの構成成分である．また，血中に含まれる糖（血糖）はグルコースである．

c フルクトース

フルクトースはグルコースとともにスクロースの構成成分である．果糖とも呼ばれ，多くの果実に含まれる．

d マンノース

マンノースはグルコースとともにグルコマンナン（こんにゃく）を構成する単糖である．

e ガラクトース

ガラクトースはグルコースとともにラクトース（乳糖）の構成成分である．

3 オリゴ糖（少糖）類

オリゴ糖は単糖が2個から10個程度結合したものである．オリゴ糖類は腸管内で乳酸菌の発育に関与しており，腸内細菌叢の維持に必要な物質である．

plus α
フルクトース

フルクトースは主に五角形のフルクトフラノースの形をとるが，一部は六角形のフルクトピラノースの形をとる．五角形のフルクトースには甘みはほとんどないが，六角形のフルクトースは非常に甘いことが知られている．フルクトースは清涼飲料水の甘味料に使われることが多いが，低温ほど六角形のフルクトースの比率が高い．清涼飲料水がぬるくなると甘みを感じにくくなるのは，五角形のフルクトースの比率が高くなるからである．

①スクロース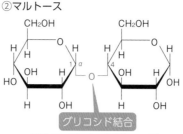

②マルトース

（グルコースα1→2βフルクトース）

（グルコースα1→4グルコース）

③ラクトース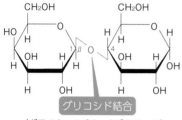

④セロビオース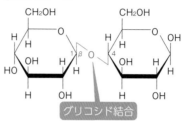

（ガラクトースβ1→4グルコース）

（グルコースβ1→4グルコース）

二糖類は構成する単糖のヒドロキシ基がグリコシド結合*したものである．スクロースは私たちに最も身近な砂糖の主成分である．マルトース（麦芽糖）はヒトで利用されるが，セルロースの分解物であるセロビオースは利用できない．両者の結合のしかたの違いに注目する．

図3.1-5　主な二糖類の構造

用語解説 *
グリコシド結合

糖のヒドロキシ基とアルコールや糖などの有機化合物がもつヒドロキシ基において，水1分子が取れ，酸素原子を挟む形の共有結合ができる．脱水縮合（➡p.96参照）のひとつ．

また，オリゴ糖のうち特に二糖類は重要である．主な二糖類について以下に示す（図3.1-5）．

1　二糖類

a　スクロース

スクロースは**ショ糖**とも呼ばれ，砂糖の主成分である．グルコースとフルクトースが結合した構造である．

b　マルトース

マルトースは**麦芽糖**とも呼ばれ，デンプンなどの分解によって生じる．グルコースが2分子結合した構造である．

c　ラクトース

ラクトースは**乳糖**とも呼ばれ，乳汁中に含まれる．ガラクトースとグルコースが結合した物質である．

d　セロビオース

セロビオースはセルロースの分解産物である．グルコース2分子が結合しているが，結合のしかたがマルトースとは異なり，体内で利用できない．

4　多糖類

多糖類には同じ単糖が結合した**ホモ**＊**多糖**と，異なる単糖が結合した**ヘテロ**＊**多糖**がある．主な多糖について以下に示す．

用語解説 *
ホモ

「同じ」を意味する言葉．例えば，ホモ多糖とは1種類の単糖が多数結合した多糖をいう．

用語解説 *
ヘテロ

「異種」を意味する言葉．例えば，ヘテロ多糖とは2種類以上の単糖から成る多糖をいう．

1 ホモ多糖

a デンプン

デンプンは植物の主な貯蔵多糖であり，**アミロースとアミロペクチン**から成る．アミロースはグルコースが直鎖状に結合したもので，単位となるグルコースが高分子として多数結合したものである．アミロペクチンは，アミロースが結合した鎖構造のほか，枝分かれ構造を含むものである

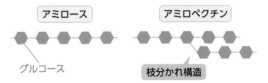

図3.1-6　デンプンの構造（一部拡大）

（図3.1-6）．米に含まれるデンプンの場合，うるち米よりもち米にアミロペクチンの含有量が多い．

b グリコーゲン

グリコーゲンはグルコースで構成された，筋肉や肝臓などに貯蔵される多糖である．グルコースが直鎖状に結合し，さらに鎖がグルコースを8分子分経過するごとに枝分かれする構造をもつ（図3.1-7）．

c セルロース

セルロースはデンプンと同様に多数のグルコースが結合した物質であるが，結合様式が原因で水に溶けないという性質をもつ．ヒトでは消化することはできないが，便秘や動脈硬化を防ぐ食物繊維*の一種として注目されている．セルロースは植物の細胞壁に多く存在し，木綿や脱脂綿などの繊維製品の主成分である．

> **用語解説 ***
> **食物繊維**
> ──────
> 人の消化酵素では消化することのできない食物成分全般をいう．セルロースのような水に溶けない不溶性食物繊維と，果物に含まれるペクチンのような水に溶ける水溶性食物繊維とがある．

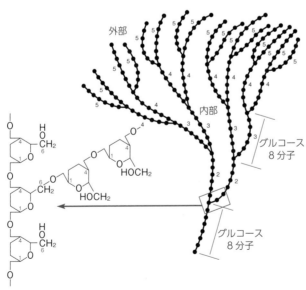

グリコーゲンには，直鎖状にグリコシド結合している部分と枝分かれしている部分が存在する．これには，細胞中でコンパクトにグリコーゲンを作り出す効果とグリコーゲンの合成や分解を素早く行う効果がある．

図3.1-7　グリコーゲンの構造

d　マンナン

マンナンはマンノースが直鎖状に結合したもので，やまいもに含まれる．

2　ヘテロ多糖

a　ヒアルロン酸

ヒアルロン酸はグルコースの誘導体であるグルクロン酸および*N*-アセチルグルコサミンが鎖状に結合した物質である．皮膚，軟骨，結合組織などに広く分布する．保水物質として薬品，化粧品などに利用される．

b　ヘパリン

ヘパリンは構造中にグルコースの誘導体であるグルコサミンやグルクロン酸などを含む物質である．生体では内臓に多く含まれ，血液の抗凝固作用をもつため医薬品としても利用される．

c　キチン

キチンは構造中にグルコースの誘導体である*N*-アセチルグルコサミンを多く含む物質である．甲殻類や節足動物の殻に含まれる．

d　グルコマンナン

グルコマンナンはマンノースおよびグルコースが直鎖状に結合した物質で，こんにゃくに含まれる．ヒトでは消化できない．

ムコ多糖類

　ヘテロ多糖にはムコ多糖類という物質群が存在する．これはmucus（粘液）に由来する名称であり，細胞間の水分調節など，さまざまな生理機能を発揮する．ヒアルロン酸やヘパリンはムコ多糖の一つである．分子構造は，単位となる単糖の一部が酸化によってカルボキシ化したもの，アミノ化したもの（グリコサミノグリカン），エステル化したものなどがある．

2　糖質代謝の概要

　米飯やパンは，人間が生きていくために必要な，大切な栄養源である．私たちの身体は，これらの主食から糖質を摂取し，生命活動に必要な**アデノシン三リン酸（ATP）**をはじめとする生体分子を作り出さなければならない．このような糖質の生体内での変化を**糖質代謝**と呼ぶ．ここでは糖質代謝のあらましと，それに障害が発生した場合，人体にどのような影響が出るのかを学ぶ．

1　糖質の種類と消化・吸収

　食物中の糖質は，①グルコース，ガラクトース，フルクトースなどの単糖類，②スクロース，マルトース，ラクトースなどの二糖類，③**デンプン**などの多糖類に分けられる（図3.1-8）．

　デンプンはまず，唾液腺や膵臓から分泌される酵素**アミラーゼ**によって限界

デキストリン*と**マルトース**に消化される．その後，他の二糖類とともに小腸粘膜にある酵素（スクラーゼ，マルターゼ，ラクターゼ）による消化を受け，単糖類となって小腸から吸収され，血液中に入っていく．

食物から取り込む単糖類の大部分は**グルコース**（ブドウ糖）であるが，これ以外の単糖類であるガラクトースやフルクトースも代謝されてエネルギー産生に用いられる（**図3.1-9**）．

用語解説＊
限界デキストリン

デンプンもグリコーゲンのように枝分かれの構造をもっている（➡p.54 図3.1-7参照）．この枝分かれの部分は，アミラーゼによる分解を受けずに残る．これを限界デキストリンと呼んでいる．これに限界デキストリナーゼが作用して分枝点を除くと，アミラーゼによって分解され，マルトースになる．

血 糖

血液中のグルコース．細胞に取り込まれてエネルギー源として使われる．

糖質代謝とアデノシン三リン酸（ATP）

ATPはすべての生物に存在する化学物質で，生物体内のほとんどすべての場所に存在し，重要な働きをしている．最も重要なのは，生物がさまざまな手段で獲得したエネルギーを蓄えておき，必要な場合には放出することにある．

好気的解糖の場合，グルコースは1mol当たり686kcalの熱量を放出するが，このうち約40％がATPとして保存され，残りは熱として失われる．われわれは大量のATPを消費して生活しており，体内のATPは約3分で全部入れ替わる．そのため呼吸が数分間できなくなるとATPが欠乏し，生命は危機に陥る．

また青酸カリ（KCN）は電子伝達系（➡p.62参照）を止めることでATP産生を阻害し，毒性を示す．

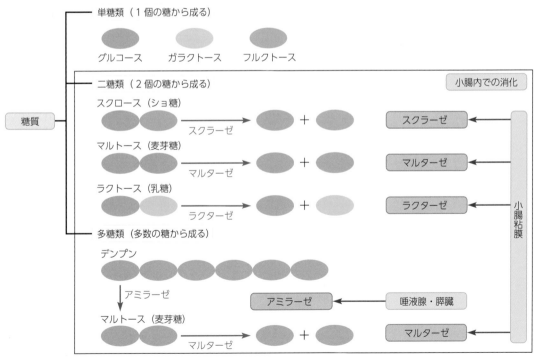

二糖類，多糖類の結合のしかたと，どれも最終的にグルコースなどの単糖類になることを理解する．

図3.1-8 糖質の分類

糖質代謝

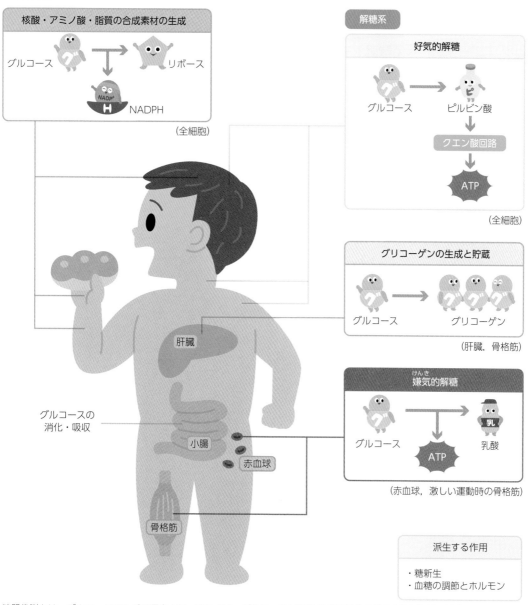

糖質代謝とは，グルコースのたどる運命と言ってもよい．グルコースが身体のどの部分でどのように作用・反応するのか，また，代謝本来の流れと，そこから派生してくる作用をきちんと整理しよう．

図3.1-9　糖質代謝の全体像

2　糖質代謝の流れ

➡ 生体内での代謝全体については，p.46-47 図解参照.

糖質は身体の中で，次のようなさまざまな目的に利用される．

1　エネルギー源

食物中に含まれる糖質は大部分がグルコースとなって体内に吸収されるが，

グルコースが直接，生命活動に必要なエネルギーになるわけではない．グルコースは血液から細胞内に入り，その中で細胞が働くために必要なエネルギー担体であるATPを作る材料になる．

グルコースがこのATPを作る材料となるまでの分解過程を，**解糖系**と呼ぶ．

2 グリコーゲンとして貯蔵

肝臓と筋肉に取り込まれたグルコースは，**グリコーゲン**の合成にも使われる．グリコーゲンは，主に動物の細胞内に存在し，多数のグルコースがつながっている多糖類である（➡p.54 **図3.1-7**参照）．細胞は，グルコースをそのままの形で大量に貯蔵することができない．これは，糖が高濃度で存在すると，浸透圧が上昇して細胞が壊れてしまうためである．そこで多数のグルコースを連結してグリコーゲンにすることで，分子の数を減らし，浸透圧の上昇を抑える．したがって，食事によって摂取した大量のグルコースの一部は，グリコーゲンとなって，肝臓と筋肉に蓄えられる．

肝臓に蓄えられたグリコーゲンは，糖質が不足した場合，血糖値を一定に保つため，グルコースに変えられて血液中に放出される．また，筋肉に蓄えられたグリコーゲンは，運動時のエネルギーを作り出すために使われる（➡p.64参照）．

3 ペントースリン酸回路を経る代謝

グルコースの一部は**ペントースリン酸回路**（➡p.64参照）と呼ばれる代謝系で処理され，核酸成分のヌクレオチドを作るための材料である**リボース**と，脂肪酸やコレステロールの合成に必要な**還元型ニコチンアミドアデニンジヌクレオチドリン酸**（NADPH*）を作るために使われる．

plus α
グリコーゲン

細胞のエネルギー源であるグルコースを，安定的にしかもすぐに取り出せるような形で貯蔵しておくことが，グリコーゲンの機能である．グリコーゲンは，体重70kgの成人男性で筋肉中に約245g，肝臓に約90g存在する（➡p.54参照）．

plus α
浸透圧

細胞は，細胞膜を隔てて細胞外液と接している．細胞内液と外液の一定体積当たりの分子とイオンの数（濃度）は釣り合っている（➡p.19参照）．細胞内の分子の数が異常に増加すると，細胞の外から内に水の移動が起こり，細胞は破裂する．

用語解説 *
NADPH

ニコチンアミドアデニンジヌクレオチドリン酸の還元型（他の分子に電子を受け渡して還元することのできる型）．その還元力は，脂肪酸やコレステロールなどの生体分子の生合成，酸化ストレスへの防御に用いられる．ビタミンのナイアシンから作られる．

3 解糖系のしくみ

1 解糖系とは

小腸から吸収され血液中に入ったグルコースは，細胞膜にあるグルコース輸送体によって細胞内に取り込まれる．細胞内に入ったグルコースは，解糖系と呼ばれるグルコースをピルビン酸にまで分解する代謝系に入っていく．解糖系はすべての細胞に存在し，それに関わる酵素は細胞質中にある．

解糖のしくみは2種類ある（**図3.1-10**）．細胞に血液からの酸素の供給が十分になされていない場合の**嫌気的解糖**と，酸素の供給が十分な場合の**好気的解糖**である．

1 嫌気的解糖

嫌気的解糖では，グルコースは分解されてピルビン酸から**乳酸**になる．これは激しい筋肉運動のときのような，酸素の供給が不足する場合に起こる．この

plus α
嫌気的と好気的

短距離走のような激しい運動中の骨格筋（特に白筋）のように，肺からの酸素の供給が不足する状態を嫌気的といい，安静時やジョギングのような軽い運動時のように，肺からの酸素の供給が十分な状態を好気的という．

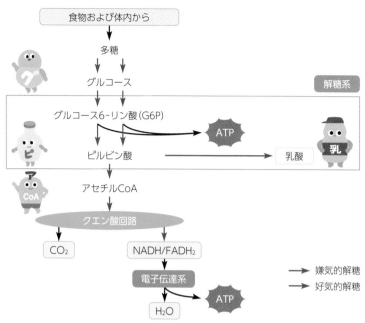

クエン酸回路の位置を理解し，生成物がどの段階でできるのかをつかむ．嫌気的解糖と
好気的解糖の違いに注意．

図3.1-10　解糖の全体像

代謝系には，酸素がない状態でもエネルギー担体であるATPを作り出すことができるという利点がある．このとき，乳酸が筋肉に蓄積して細胞内pHが低下し，けいれんが起こる．この蓄積した乳酸は，大部分が血中に拡散し，肝臓に取り込まれてグルコース合成に利用される（➡p.66参照）．

2 好気的解糖

好気的解糖では，グルコースは分解されて**ピルビン酸**からアセチルCoAになる．アセチルCoAは細胞中の**ミトコンドリア**[*]にある**クエン酸回路**（トリカルボン酸回路〈TCA回路〉，クレブス回路とも呼ばれる）に入っていき，大量のATPを作り出すことができる（➡p.63 図3.1-12参照）．

2 嫌気的解糖

1 酸素不足のときのATP産生

解糖系は図3.1-11に示すような代謝系で，酸素の供給が十分でない場合は1分子のグルコースから正味2分子のATPと乳酸が生じる．作られるATPは少ないが，組織へ十分な酸素が供給できないとき，細胞は嫌気的解糖を利用することで生存する．例えば，心筋梗塞，肺塞栓，大量の出血などで循環系が障害されたとき，嫌気的解糖によってたとえ少量のATPでも合成することが生命を救うことになる．

用語解説[*]

ミトコンドリア

細胞内に存在する小器官．内外二重の膜に包まれた袋状の器官で，この内部にクエン酸回路や電子伝達系があり，酸化的リン酸化によってATPを合成する役割がある（➡p.24参照）．

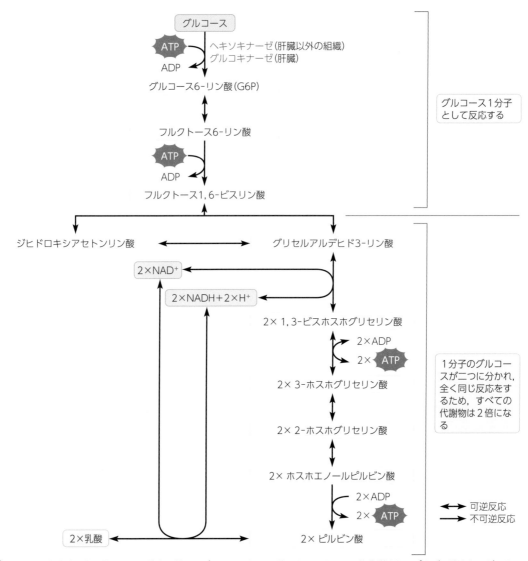

グルコースは細胞内に取り込まれると酵素の働きでグルコース6-リン酸になること，その後代謝されてピルビン酸となるが，その過程で2分子のATPを消費し，4分子のATPが得られるため，実質2分子のATPが得られることを理解しよう．ピルビン酸は，酸素の供給が十分でない場合は，乳酸に変えられる．一方，酸素が十分な場合は，ピルビン酸はクエン酸回路に入る．

図3.1-11　解糖系のしくみ

2 ヘキソキナーゼとグルコキナーゼ

　グルコースは細胞に取り込まれると，酸素の有無にかかわらず最初の反応で**グルコース6-リン酸（G6P）**になる（**図3.1-11**）．この反応は，肝臓以外の組織では**ヘキソキナーゼ**という酵素によって触媒されるが，肝臓では**グルコキナーゼ**という別の酵素が触媒する．これら二つの酵素は異なる性質をもち，この性質の違いは生体内の糖質代謝にとって非常に重要である．

| 1 | ヘキソキナーゼの性質

　ヘキソキナーゼはグルコキナーゼよりグルコースに対して反応しやすく（こ

れを親和性が高いという），低濃度のグルコースとの反応に適している．一方で，反応生成物であるG6Pによって作用が妨げられる（これを阻害されるという）ため，高濃度のグルコースの処理には向かない．筋肉などの末梢組織では，肝臓を通過した後の比較的濃度の低いグルコースを利用する必要があるため，親和性の高いヘキソキナーゼのほうが有利である．

|2| グルコキナーゼの性質

グルコキナーゼはG6Pによる阻害を受けないため，大量のグルコースの処理に向いている．食物から吸収された高濃度のグルコースは最初に肝臓へ送られることから，肝臓での大量のグルコースの処理にはグルコキナーゼのほうが適している．

3 好気的解糖

■ 酸素が十分に供給され，生体がエネルギーを必要としているとき

解糖系によってグルコースから生成したピルビン酸は，酸素の供給が十分な場合はまず**アセチルCoA***に変えられたのち**クエン酸回路**に入る．この回路はすべてミトコンドリア内にあり，糖質や脂質，アミノ酸の異化系が合流する最終経路である．また身体の中でグルコースやアミノ酸，脂肪酸を作るための材料を提供する重要な場でもある．

アセチルCoAがクエン酸回路を一周する間に，二酸化炭素とNADH*，$FADH_2$*を生じる．これらのNADHと$FADH_2$は，**電子伝達系**における**酸化的リン酸化**によって大量のATPを作り出すことができる．

2 酸素があるときとないとき，どちらが得か

|1| 酵素が十分にあるときのATP生成

❶ 解糖系

酸素が十分にあるとき，好気的解糖によってグルコース1分子当たりからピルビン酸とNADHがそれぞれ2分子ずつと，4分子のATPが作られる．解糖反応の初期に2分子のATPを消費するため，得られる実質のATPは2分子である．生成された2分子のNADHはミトコンドリアに輸送され，酸化的リン酸化によって，骨格筋や脳では3分子のATPが，肝臓や腎臓では5分子のATPが作られる．

❷ ピルビン酸デヒドロゲナーゼ複合体

ミトコンドリアでは，解糖系で作られた2分子のピルビン酸からアセチルCoAとNADHが2分子ずつ作られ，この2分子のNADHから5分子のATPが作られる．

❸ クエン酸回路

次にクエン酸回路において，2分子のアセチルCoAから6分子のNADHと2分子の$FADH_2$，2分子のGTP（グアノシン三リン酸，ATPに変換される）が作られる．これら6分子のNADHから15分子のATPと，2分子の$FADH_2$

用語解説*
アセチルCoA

糖質，脂質，アミノ酸の代謝系において，それぞれの代謝中間体として関与する物質．最終的にATPを産出する．

用語解説*
NADH

ニコチンアミドアデニンジヌクレオチドの還元型．主に脱水素酵素の補酵素として働く．ビタミンのナイアシンから作られる．

用語解説*
$FADH_2$

フラビンアデニンジヌクレオチドの還元型．脱水素酵素の補酵素として働く．ビタミンのリボフラビンから作られる．

から3分子のATPがそれぞれ作られるため，1分子のグルコースが完全に水と二酸化炭素にまで分解されるまでに得られるATPは30分子（骨格筋，脳）または32分子（肝臓など）となる（図3.1-12）.

2 酸素が不足しているときのATP生成

一方で，嫌気的解糖だけの場合は2分子のATPが作られるだけであるため，酸素があるときの好気的解糖のほうが約15～16倍の効率でATPが得られることになる.

電子伝達系

◉電子伝達系とは

NADH，FADH₂に渡された電子は，最終的に酸素（O_2）を還元して水（H_2O）を生じるが，直接酸素を還元するのではなく，ミトコンドリア内膜にある電子伝達体を電子が移動しつつ反応が進んでいく．この一連の電子の流れを，電子伝達系という．呼吸鎖とも呼ばれる．この過程で生まれるエネルギーによってATPが合成される.

◉酸化的リン酸化とATP生成量

NADHやFADH₂が電子伝達系によって酸化されることで生じるエネルギーは，ADPと無機リン酸からATPを合成する反応（酸化的リン酸化）に用いられる.

1分子のNADHから2.5分子のATPが，1分子のFADH₂から1.5分子のATPがそれぞれ合成される．解糖系で生成されたNADHは細胞質からミトコンドリアに輸送されてATP生成に用いられるが，骨格筋や脳では輸送中にFADH₂に変換される．したがって生成されるATPは1.5分子になる．一方，ATPの分解（ATP→ADP）によって生じるエネルギーは，細胞が行う仕事に使われる.

💭 臨床場面で考えてみよう　ブドウ糖の説明

「看護師さん，これはなんのためにするの？」分娩に臨む産婦さんにブドウ糖の点滴をすると，こう質問された．ここで「栄養剤ですよ」と答えるのと，「ブドウ糖ですから，直接血管から吸収されて素早くエネルギーに変わるんです．お産の間は体力を消耗するのに口から食物を摂ることができないので，こうしてブドウ糖を点滴するんですよ」と答えるのでは，産婦さんの安心感に差が出るだろう.

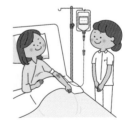

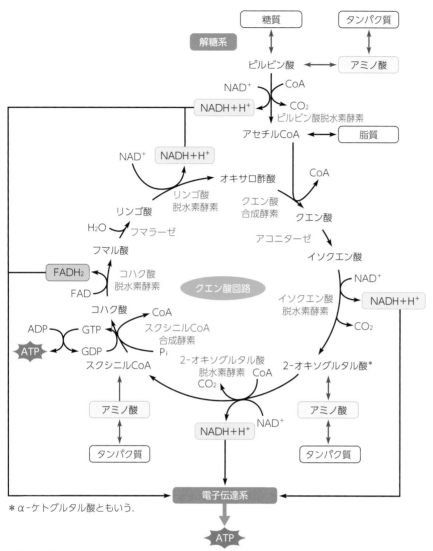

＊α-ケトグルタル酸ともいう.

1分子のグルコースから生成されるATP

反応経路	元となる物質	生成物	酸化的リン酸化における ATP生成（ミトコンドリア）	得られる ATP量
（1）解糖系 （細胞質）	グルコース	ピルビン酸×2 ATP×4 消費するATP×2 NADH×2	ATP×3または×5	+4 −2 +3または+5
（2）ピルビン酸デヒドロゲナーゼ複合体 （ミトコンドリア）	ピルビン酸×2	アセチルCoA×2 NADH×2	ATP ×5	+5
（3）クエン酸回路 （ミトコンドリア）	アセチルCoA×2	NADH×6 FADH₂×2 GTP（ATP）×2	ATP ×15 ATP ×3	+15 +3 +2

ATP生成量の合計30または32分子

中間生成物（NADH，FADH₂）が電子伝達系に入り，ATPを生み出すことを押さえよう.

図3.1-12 クエン酸回路と電子伝達系

4 グリコーゲンの合成と分解

グリコーゲンは多数のグルコースがつながっているもので，動物にとっての貯蔵多糖であり，肝臓と筋肉に多く含まれている．食後などに血液中のグルコース濃度（**血糖値**）が高くなると，グルコースはグリコーゲンとして肝臓と筋肉に蓄えられる．肝臓と筋肉では蓄えられているグリコーゲンの役割が異なる．

食後数時間がたち，血糖値が通常の値に近付いてくると，グリコーゲンは分解されて，**グルコース6-リン酸（G6P）**になる．肝臓でG6Pは，**グルコース-6-ホスファターゼ**の働きによってグルコースになり，血中へ放出されて脳や赤血球に供給される．脳や赤血球はエネルギー産生のグルコース依存性が高い（➡p.66参照）．

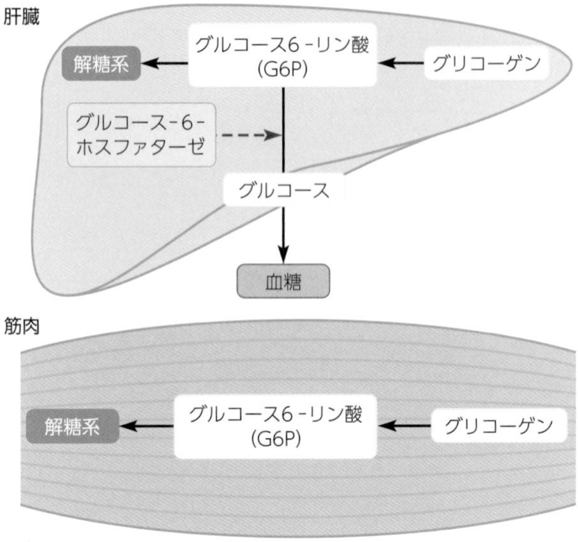

一方，筋肉にはグルコース-6-ホスファターゼがないため，G6Pはそのまま解糖系に入り（酸素があれば好気的解糖，酸素がなければ嫌気的解糖となる），筋収縮のためのエネルギー源として用いられる（図3.1-13）．

筋肉にはG6Pをグルコースに変化させる酵素（グルコース-6-ホスファターゼ）がないため，筋肉から血中へグルコースを放出することができない．

図3.1-13　肝臓と筋肉のグリコーゲンの異なる役割

糖原病

遺伝的にグリコーゲン代謝に関わる酵素が欠けているために，肝臓や筋肉に多量のグリコーゲンが蓄積したり，グリコーゲンの構造異常が生じたりして，その結果，肝臓の肥大や血糖の異常，筋肉活動の障害（筋力低下など）が起こる病気である．症状は欠損酵素の種類によって異なる．

---

5 ペントースリン酸回路を経る代謝

グルコースは解糖系で代謝されるだけでなく，**ペントースリン酸回路**と呼ばれる代謝系でも使われる（図3.1-14）．ペントースリン酸回路は，還元型ニコチンアミドアデニンジヌクレオチドリン酸（**NADPH**）と**リボース**を作り出す代謝系として生理的に重要である．NADPHは脂肪酸やコレステロールを身体の中で作るときに使われ，リボースはヌクレオチドと呼ばれる核酸成分を作る材料として使われる．また，NADPHはチオレドキシンやグルタチオンと

いった抗酸化物質に作用し，細胞内の活性酸素
（➡p.110参照）を減らすことで，酸化ストレス
から細胞を守る重要な役割をもつ．

　したがってこの代謝系は，脂肪酸合成の盛んな
脂肪組織や肝臓，コレステロールからステロイド
ホルモンを作る副腎皮質，精巣，卵巣，乳腺など
の組織，細胞分裂の盛んな骨髄，皮膚，小腸粘膜
などの組織，そして酸化ストレスにさらされる赤
血球で活発である．

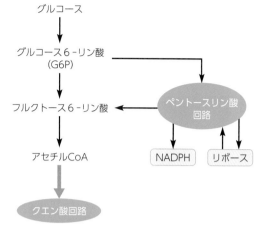

ペントースリン酸回路の位置と生成物を確認する．余ったリボースはフルクトース6-リン酸に変換される．

図3.1-14　ペントースリン酸回路

NADPHと抗酸化物質

　酸素は大量のエネルギーを得るために必要不可欠である一方で，代謝の過程で発生する活性酸素（➡p.110参照）は細胞にとって有毒である．そのため，細胞はチオレドキシンやグルタチオンといった抗酸化物質を利用し，活性酸素を無害化する機能をもつ．チオレドキシンやグルタチオンには，抗酸化機能をもつ還元型と，活性酸素の無害化に使用された後の酸化型が存在する．この酸化型を還元型に変換する際に，NADPHが利用される．

---

6 糖新生

1 体内で糖を作る

　私たちは，食事としてとる糖質から大量のグルコースを吸収し利用しているが，身体の中でも新しくグルコースを作ることができる．例えば人が活動中に食事をとらないでいると，数時間後には肝臓に蓄えられたグリコーゲンからのグルコースの供給もなくなり，血糖値の維持が難しくなってくる．そのようなとき，身体の中で新しくグルコースを作る代謝系が働くようになる．これを**糖新生**という（図3.1-15）．

　糖新生の大部分は解糖系の逆反応である．糖新生の原料は主に乳酸，ピルビン酸であるが，アラニン，アスパラギン酸などの**糖原性アミノ酸**やグリセロールも原料となる．糖新生は**肝臓**と**腎臓**で行われ，特に肝臓での糖新生は血糖値を維持するために重要である．

可逆反応・不可逆反応

正方向と逆方向の両方向に反応が進むものを「可逆反応」，一方にしか進まないものを「不可逆反応」という．可逆反応では時間が経過すると，見かけ上の反応が止まったように見える「平衡状態」に達する．解糖系は不可逆反応を含むため，糖新生は解糖系の完全な逆の反応ではなく，一部は異なる経路を使って行われる．

正方向

A + B ⇄ C + D

逆方向

➡ 糖原性アミノ酸については，3-3章4節3項p.104参照．

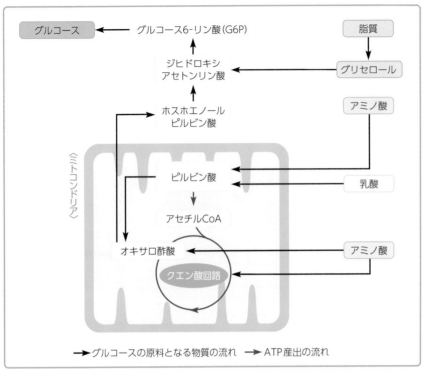

〈細胞質〉

乳酸，アミノ酸からグルコースができる流れをつかむ．大部分は解糖系の逆反応であることを，図3.1-11と照らし合わせて理解しよう．糖新生の場合，ピルビン酸はオキサロ酢酸を経由してホスホエノールピルビン酸になる．

図3.1-15 糖新生の流れ

2 なぜ血糖値が下がるといけないのか

　脳の細胞はほとんどグルコースのみをエネルギー源に利用しているため，血糖値が低下すると，脳細胞へのグルコースの供給が不足し，脳の機能を低下させる．また，赤血球はミトコンドリアをもたず，クエン酸回路がないため，脂肪酸やアミノ酸からエネルギーを取り出すことができず，グルコースのみをエネルギー源としている細胞である．

　その他の組織は，3-2章「脂質代謝」で述べるが，空腹なときは主に脂肪酸をエネルギー源として利用する．

3 肝臓での糖新生と他の臓器との関係

　肝臓での糖新生の主な原料は乳酸とアラニンである．激しい運動をしたときの筋肉やミトコンドリアをもたない赤血球では，解糖によって生じたピルビン酸がクエン酸回路に入ることができず，乳酸としてたまってくる．この乳酸は，血中に出された後に肝臓の糖新生系で再びグルコースに作り変えられ，再度エネルギー源として利用される（図3.1-16）．

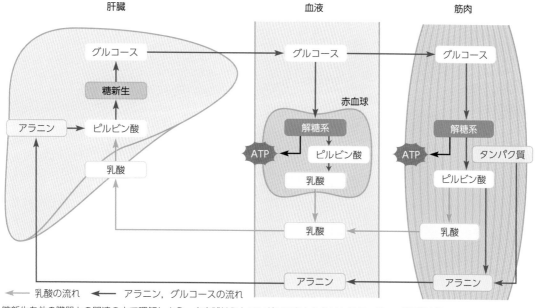

肝臓　　　　　　　　　　　　　　血液　　　　　　　　　　　　　　筋肉

グルコース　→　グルコース　→　グルコース

糖新生

赤血球

アラニン　→　ピルビン酸　　　解糖系　　　　　　　　　　　解糖系　　タンパク質

ATP　←　ピルビン酸　　ATP　←　ピルビン酸

乳酸　　　　　　　　　　　乳酸

乳酸　←　乳酸

アラニン　←　アラニン

◀──　乳酸の流れ　◀──　アラニン，グルコースの流れ

糖新生を他の臓器との関連の中で理解しよう．赤血球はミトコンドリアをもたないために，クエン酸回路がないことにも注意する．

図3.1-16　肝臓での糖新生と他の臓器との関係

　また，絶食時には筋肉のタンパク質を分解してアミノ酸を作り出し，これを原料にグルコースを合成することも行われ，飢餓時の血糖の維持に重要な働きをしている．この血糖は，主に脳と赤血球で利用される．

7 血糖の調節とホルモンの作用

　健康な人の空腹時の血糖値は70～110mg/dLである．食後には一過性に120～140mg/dLに上がるが，2時間程度で元の値に戻る．このように血糖値は，ほとんど一定に保たれている．

　血糖のレベルはその供給と消費のバランスの上に成り立っており，肝臓は血糖値を一定に保つように働いている．そして，そのレベルを調節するのがホルモンであり（図3.1-17），この調節機能に障害がある場合の代表的な症例が糖尿病である．

➡ 糖尿病については，4章2節1項p.131参照．

1 血糖値を低下させるホルモン：インスリン

　インスリンは膵臓の**膵島（ランゲルハンス島）**の**B細胞（β細胞）**から分泌されるペプチドホルモンである．インスリンは，筋肉・脂肪組織へのグルコースの取り込みを高める．これら以外の組織へのグルコースの取り込みには，インスリンは必要ではないが，インスリンには，肝臓・筋肉でのグリコーゲン合成の促進や，肝臓・脂肪組織での脂肪合成を高める作用がある．つまり，グルコースの貯蔵を促進することによって血糖値を下げる働きがある．

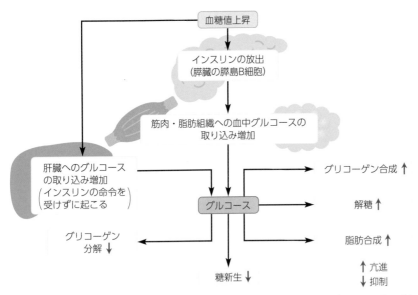

血糖値が上昇すると，インスリンの作用によって，肝臓・筋肉・脂肪組織でのグルコース利用が高まり，血糖値を下げる作用が働くようになる．

図3.1-17　血糖値上昇時の調節のしくみ

2 血糖値を上昇させるホルモン

a グルカゴン

グルカゴンは膵臓の膵島（ランゲルハンス島）の**A細胞**（**α細胞**）から分泌されるペプチドホルモンで，血糖値が低下すると分泌される．グルカゴンには，肝臓でのグリコーゲンの分解と糖新生を促すことによって，血糖値を上げる作用がある．

➡ ペプチドホルモンについては，１章３節２項p.34参照.

b アドレナリン

ストレスに反応して**副腎髄質**から分泌される**アドレナリン**には，肝臓のグリコーゲン分解を促進して血糖値を上昇させる作用がある．また，骨格筋のグリコーゲン分解も促進するが，ここで得られたグルコースは筋収縮のためのATP産生に用いられる．

c 糖質コルチコイド

糖質コルチコイドは**副腎皮質**から分泌されるコルチゾール（➡p.75 図3.2-4参照）などのステロイドホルモンで，肝臓での糖新生を促進する．また筋肉でのタンパク質の分解を高める作用があり，絶食時などに肝臓での糖新生の材料となるアミノ酸の供給を促す作用がある．

糖尿病

　グルコースは，細胞膜のグルコース輸送体を通過することで，細胞内に取り込まれる．筋肉と脂肪組織のグルコース輸送体は，通常，細胞内に待機しているが，細胞がインスリンの作用を受けると細胞膜へ移動する．このことによって組織のグルコースの取り込みが増加する．インスリンの分泌が全くない場合（1型糖尿病）や細胞のインスリンへの応答性が低下している場合（2型糖尿病）は，筋肉への糖の取り込みは非常に少なくなる．食後に上昇する血糖の75％は筋肉に取り込まれる．したがって，インスリンの作用が低下しているヒトは筋肉に取り込まれなかった糖が血液にたまっていくため高血糖になる．

　1型糖尿病のうち，インスリンが完全に欠乏している患者では，血中にケトン体が蓄積する．ケトン体は酸であるためアシドーシスを発症し，インスリンの投与ですぐに治療しないと致死的になる．日本人の糖尿病の大部分は2型で，食べすぎや酒の飲みすぎ，運動不足，肥満など生活習慣の乱れにより発症しやすくなる．

➡ アシドーシスについては，3-2章 5節 p.83参照．

 臨床場面で考えてみよう　インスリン注射の効果

　「看護師さん，この注射はどういうものなの？」と，糖尿病でインスリン注射を処方された患者さんから聞かれた．

　インスリンは筋肉におけるグルコースの取り込みを高めるホルモンで，その結果として血糖値を下げる効果があることを伝えよう．また，インスリン治療中の糖尿病患者は，インスリンの効果によって低血糖状態に陥ることがあり，その際，意識障害が起こる場合もあることを十分に認識してもらうことが，患者の自己管理の上で重要である．

重要用語

単糖類	ペントースリン酸回路	NADH
多糖類	リボース	$FADH_2$
アデノシン三リン酸（ATP）	NADPH	電子伝達系
デンプン	乳酸	酸化的リン酸化
アミラーゼ	ピルビン酸	糖新生
マルトース	クエン酸回路	糖原性アミノ酸
グルコース	グルコース 6-リン酸（G6P）	インスリン
解糖	ヘキソキナーゼ	グルカゴン
グリコーゲン	グルコキナーゼ	アドレナリン
血糖	アセチルCoA	糖質コルチコイド

3-2 脂質代謝

こんなところに生化学！

糖質と脂質のつながり 編

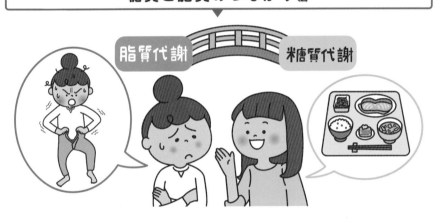

脂質代謝　糖質代謝

　美容師のGさんは，近ごろ，昔履いていたズボンがきつくなってきたことに悩んでいる．そこで，減量することを決めダイエット法を調べてみた．すると，脂質だけでなく，糖質の摂りすぎもよくないことがわかった．「脂質は脂肪に関係していそうだからわかるけれど，どうして糖質も多すぎるとよくないのだろう？」疑問に思ったGさんは，看護師の友人Hさんに聞いてみることにした．このとき，Hさんはどのように答えるとよいだろうか？

　実は，脂質と糖質の代謝はつながっている．中性脂肪を合成する材料となる脂肪酸は，アセチルCoAからマロニルCoAを経て生成される．アセチルCoAは糖質から解糖系を経て作られるため，過剰に糖質を摂取したとき，必要以上の量のアセチルCoAが作られることになる．このとき，アセチルCoAの一部が脂肪酸に変えられ，中性脂肪として貯蔵されるのである．

　このことをGさんに説明すると，脂質と糖質の代謝がつながっていることを理解してもらえ，バランスの良い食事を意識してもらうことができた．生化学の知識を使うと，普段の食生活での疑問に答えが見つかるかもしれない．

学習目標

◖ 脂質の性質を理解し，それに関連する生命活動について知る．

◖ 脂質の種類と，それぞれの基本的な役割について理解する．

◖ 摂取した脂質がどのように消化・吸収されるかを理解する．

◖ 脂質は体内でどのようにして運搬されるのかを理解する．

◖ 脂肪酸の分解によって，どのようにエネルギーが生み出されるかを理解する．

◖ コレステロールはさまざまな物質を作り出すための材料として使われていることを理解する．

◖ ケトン体の役割を理解する．

◖ 脂質の仲間には特殊な生理作用をもつものがあることを理解する．

1 脂 質

1 脂質の構成

脂質は細胞や血液中に存在する物質であり，構造中に**脂肪酸**を結合したものが多い．また，脂肪酸は単独でも脂質の重要な構成要素である．

脂質は化学構造上，**単純脂質**，**複合脂質**，**誘導脂質**の三つに大別される（図3.2-1）．脂質は水には溶けず，エーテル，クロロホルム，ベンゼンなどの有機溶媒*に溶ける．動植物に含まれ，食物から体内に取り込まれるが，多くの脂質は体内でも合成される．これらの脂質は，タンパク質と結合したリポタ

用語解説*

有機溶媒

水には溶けない物質を溶かす有機化合物の総称．常温・常圧では液体の状態で存在する．

用語解説*

縮 合

二つの分子から水のような簡単な分子が取れて一つの分子ができる反応をいう．

➡ 脱水縮合については，3-3章 1 節 3 項p.96参照．

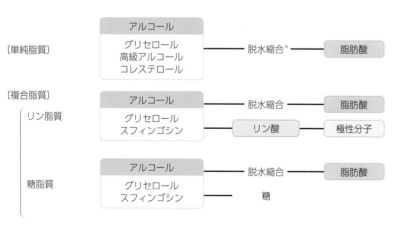

〔単純脂質〕
アルコール
グリセロール
高級アルコール
コレステロール
───脱水縮合*───脂肪酸

〔複合脂質〕
リン脂質
アルコール
グリセロール
スフィンゴシン
───脱水縮合───脂肪酸
───リン酸───極性分子

糖脂質
アルコール
グリセロール
スフィンゴシン
───脱水縮合───脂肪酸
───糖

〔誘導脂質〕単純および複合脂質の加水分解で生じる ｛脂肪酸 コレステロール 脂溶性ビタミン その他

単純脂質としてのコレステロールは脂肪酸の結合したコレステロールエステルを意味する．誘導脂質のコレステロールはエステル型ではなく，遊離型（アルコール型）である．リン脂質と糖脂質では脂肪酸の結合する物質としてスフィンゴシンが存在する．なお，高等動物における糖脂質はほとんどがスフィンゴ糖脂質である（➡p.76参照）．

図3.2-1 脂質の分類

ンパク質の形で血液中を流れる．しかし血液中には脂肪酸が単独でも存在し，これを**遊離脂肪酸**という．

　脂質は生体内で細胞膜を構成する材料として利用される．また，糖質などとともにエネルギー源として用いられ，余剰の脂肪は細胞内に貯蔵される．さらに，ホルモンや胆汁酸などの生理活性物質を合成する材料としても利用される．脂質は生体内で重要な機能を果たす反面，過剰になると動脈硬化を引き起こす原因となる．

１ 単純脂質

　脂肪酸とアルコールとの**エステル***である．結合するアルコールの種類によって
①**中性脂肪**（グリセロールと脂肪酸）
②**ロウ**（高級アルコールと脂肪酸）
③**コレステロールエステル**（コレステロールと脂肪酸）などに分類される．

２ 複合脂質

　アルコールや脂肪酸のほかに，リン酸，糖などを含む脂質で，それぞれ**リン脂質**，**糖脂質**などという．
①アルコール＋脂肪酸＋リン酸＋極性分子*＝リン脂質
②アルコール＋脂肪酸＋糖＝糖脂質

３ 誘導脂質

　脂質の加水分解によって生じたもので，脂肪酸，コレステロール，脂溶性ビタミンなどがこれに相当する．

2 脂肪酸

　脂肪酸は，炭素と水素から成る炭化水素の鎖の一端にカルボキシ基（−COOH）を一つもつ物質である．天然に存在する大部分の脂肪酸は炭素数が偶数個である．炭素数２〜６のものは短鎖脂肪酸，８〜10のものは中鎖脂肪酸，12以上のものを長鎖脂肪酸という．炭化水素の鎖において炭素が水素で飽和されて二重結合のないものを**飽和脂肪酸**（表3.2-1）といい，二重結合（−CH＝CH−）をもっているものを**不飽和脂肪酸**（表3.2-2，図3.2-2）という．

１ 飽和脂肪酸

　飽和脂肪酸は炭素数が多くなるほど融点や沸点が高くなる傾向があり，長鎖の脂肪酸は常温で固体のものが多い．一方，不飽和脂肪酸は炭素数の同じ飽和脂肪酸に比べて融点が低くなる．この傾向は二重結合の数が増加するとさらに強くなる．

２ 不飽和脂肪酸

　二重結合を２個以上もつリノール酸，リノレン酸，アラキドン酸などは，一般に植物に多く含まれる多価不飽和脂肪酸である．体内で合成できないため

用語解説*
エステル

有機化学では酸とアルコールが結合したものをエステルという．エステルには特有の香りをもつものが多い．

用語解説*
極性分子

共有結合した原子のそれぞれが共有電子対を引き寄せる強さの度合いのことを電気陰性度という．電子は，これが高い原子側に引き寄せられる．このように，分子の中に電荷の偏りがあるものを極性分子という．

▶ 不飽和脂肪酸

　脂肪酸は本来，カルボキシ基の炭素を 1 として番号を振る．しかし，反対側の炭素を ω 1 として番号を振る方法もよく用いられる．カルボキシ基（−COOH）と反対側の炭素を ω 1 として順に ω 2，ω 3 ……と番号を振っていき，何番目の炭素に最初の二重結合があるのかによって不飽和脂肪酸を分類できる．ω 1 から数えて 9 番目の炭素に二重結合があるオレイン酸は n − 9 系（ω 9 系）不飽和脂肪酸，6 番目に二重結合があるリノール酸，γ−リノレン酸，アラキドン酸は n − 6 系（ω 6 系）不飽和脂肪酸，3 番目に二重結合がある α−リノレン酸は n − 3 系（ω 3 系）不飽和脂肪酸である．ω 3 に分類される不飽和脂肪酸の代謝物には抗炎症作用があるのに対し，ω 6 に分類される不飽和脂肪酸の代謝物には炎症促進作用があるものが多い．

▶ 不飽和脂肪酸の異性体とトランス脂肪酸

　二重結合をもつ不飽和脂肪酸にはシス型とトランス型の異性体があり，天然の不飽和脂肪酸はほとんどがシス型である．食用油脂に，調理や加工あるいは酸化防止の目的で，加熱や水素添加などの処理を加えると，トランス型の不飽和脂肪酸，すなわちトランス脂肪酸が多く含まれるようになる．不飽和脂肪酸は健康に良いと信じられてきたが，トランス脂肪酸は，むしろ逆に LDL コレステロールを上昇させ，動脈硬化を促進することがわかってきた．このため，食品中のトランス脂肪酸の量を減らす努力がなされている．

▶ シス型とトランス型

　シス型は水素（−H）が同じ側に，トランス型は水素が反対側に存在する．

シス型　　トランス型

表3.2-1　代表的な飽和脂肪酸

炭素数	名　称	化学式
4	酪酸	$CH_3(CH_2)_2COOH$
6	カプロン酸	$CH_3(CH_2)_4COOH$
8	カプリル酸	$CH_3(CH_2)_6COOH$
10	カプリン酸	$CH_3(CH_2)_8COOH$
12	ラウリン酸	$CH_3(CH_2)_{10}COOH$
14	ミリスチン酸	$CH_3(CH_2)_{12}COOH$
16	パルミチン酸	$CH_3(CH_2)_{14}COOH$
18	ステアリン酸	$CH_3(CH_2)_{16}COOH$
20	アラキジン酸	$CH_3(CH_2)_{18}COOH$

炭素数 4 から20の飽和脂肪酸について示した．生体内に存在する脂肪酸は炭素数が偶数個のものがほとんどである．これは最も基本となる脂肪酸の酢酸（CH_3COOH）が炭素数 2 であること，さらに脂肪酸合成の際も炭素数は 2 個ずつ増加すること，また β 酸化による分解の際も炭素数は 2 個ずつ処理されるためと考えられる．

表3.2-2　代表的な不飽和脂肪酸

炭素数	二重結合数	名　称	化学式
16	1	パルミトレイン酸	$CH_3(CH_2)_5CH=CH(CH_2)_7COOH$
18	1	オレイン酸	$CH_3(CH_2)_7CH=CH(CH_2)_7COOH$
18	2	リノール酸	$CH_3(CH_2)_4CH=CHCH_2CH=CH(CH_2)_7COOH$
18	3	α-リノレン酸	$CH_3(CH_2CH=CH)_3(CH_2)_7COOH$
20	4	アラキドン酸	$CH_3(CH_2)_3(CH_2CH=CH)_4(CH_2)_3COOH$
20	5	エイコサペンタエン酸	$CH_3(CH_2CH=CH)_5(CH_2)_3COOH$
22	6	ドコサヘキサエン酸	$CH_3(CH_2CH=CH)_6(CH_2)_2COOH$

リノール酸，リノレン酸，アラキドン酸は体内で合成できないため必須脂肪酸（不可欠脂肪酸）と呼ばれる．ただし，アラキドン酸はリノール酸が体内に存在すれば合成可能である．

必須脂肪酸（不可欠脂肪酸）と呼ばれる．

　二重結合を 4 個もつアラキドン酸は，生体内で代謝されてプロスタグランジンやトロンボキサンとなり，血管拡張・収縮や血小板凝集などさまざまな生

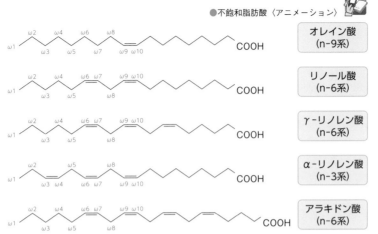

●不飽和脂肪酸〈アニメーション〉

オレイン酸（n-9系）

リノール酸（n-6系）

γ-リノレン酸（n-6系）

α-リノレン酸（n-3系）

アラキドン酸（n-6系）

天然の不飽和脂肪酸はほとんどが，二重結合において水素が同じ側にあるシス型である．リノレン酸には，α-リノレン酸とγ-リノレン酸が存在し，炭素数や二重結合の数は同じだが二重結合の位置が異なる．

図3.2-2　不飽和脂肪酸の構造

理活性を示す（➡p.87参照）．また，エイコサペンタエン酸（EPA）やドコサヘキサエン酸（DHA）は魚に多く含まれる多価不飽和脂肪酸であり，血小板凝集抑制作用*や抗動脈硬化作用などが知られ，血栓症や生活習慣病を防ぐ物質として注目されている．

3　中性脂肪

　中性脂肪（図3.2-3）はグリセロールと脂肪酸のエステルを意味する．トリアシルグリセロールは，グリセロールのもつヒドロキシ基（−OH）三つのすべてが脂肪酸でエステル化された物質であり，これを一般に脂肪と呼ぶことがある．トリアシルグリセロールは小腸で膵液のリパーゼによって消化され，モノアシルグリセロールと脂肪酸になる．また，中性脂肪は貯蔵脂肪の主なもので，動物では特に皮下脂肪組織に多く含まれており，必要に応じてエネルギー源として利用される．

4　ステロイド類とコレステロール

　ステロイド類はステロイド骨格*をもつ物質の総称である（図3.2-4）．ステロイド骨格をもち，ヒドロキシ基を有する物質をステロールと呼ぶ．ステロールの一つである**コレステロール**は，細胞膜，血液や肝臓に多く含まれる．また，ステロイドホルモンや胆汁酸の生成材料でもある．主に肝臓で合成され，神経，脳をはじめ，すべての組織に分布する．ヒドロキシ基がそのままのものを遊離型コレステロールと呼び，脂肪酸とエステル結合したものをエステル型コレステロールと呼ぶ．コレステロールは生理的に非常に重要な物質であるが，血中濃度の上昇は動脈硬化の危険因子とされる．

plus α
不飽和脂肪酸の分類

不飽和脂肪酸の性質は炭化水素骨格の二重結合の位置で異なる．そのため，カルボキシ基と反対側の炭素からω1，ω2，ω3……と炭素を区別し，同じ位置に二重結合のある脂肪酸を性質の似たものとして分類する（例：ω3系，ω6系など）．なお，n-3系，n-6系と標記される場合も同一の分類方法を示す．

用語解説*
血小板凝集抑制作用

血液が凝固する過程で血液成分の中の血小板が集団を作る．この過程を血小板凝集といい，止血などの過程で重要であるが，反面，血栓（血管を詰まらせるもの）の原因となる．これを防ぐ作用が血小板凝集抑制作用である．

plus α
中性脂肪の種類

中性脂肪の大部分は，グリセロールに脂肪酸が3分子結合（図3.2-3）したトリアシルグリセロールが占めている．このほかに，脂肪酸が2分子結合したジアシルグリセロール，1分子結合したモノアシルグリセロールがある．

用語解説*
ステロイド骨格

六角形と五角形の環状の構造から成る特有の分子構造をいう．コレステロール，薬物のステロイド薬，性ホルモンなどにこの構造がみられる．

胆汁酸（コール酸，デオキシコール酸など），副腎皮質ホルモン（コルチ
ゾールなど），性ホルモン（テストステロン，エストラジオールなど），ビタミ
ンDなどは，いずれもステロイド類に属する．

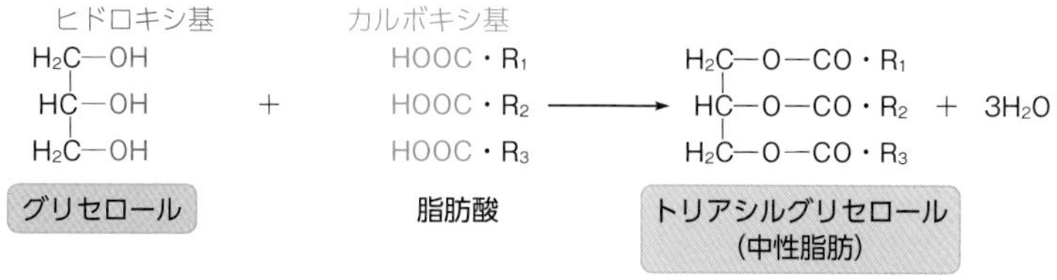

ヒドロキシ基　　　　　　カルボキシ基

酸とアルコールの結合は一般にエステル結合と呼び，水分子が脱離する脱水縮合である．
この例では，アルコールはグリセロールであり，酸とはカルボキシ基をもつ脂肪酸である．

図3.2-3　中性脂肪の構造

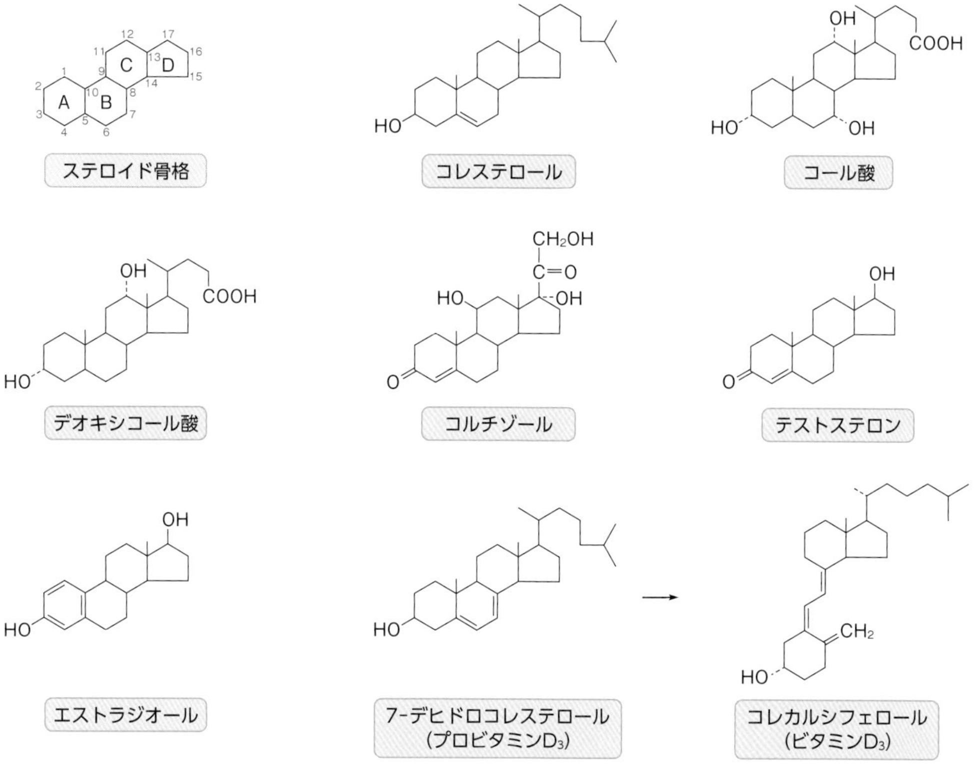

ステロイド骨格をもつ物質群をステロイド類と呼ぶ．代表的な物質はコレステロールである．コレステロールを原料
としてさまざまなステロイドホルモンが生体内で合成される．ビタミンDもステロイド類から誘導された物質である．
ステロイド類は生体内で脂肪酸の代謝物から合成されるため，食事と体内合成の両方で得られる．しかし，ステロ
イド骨格は体内では分解されにくく，排泄は尿中になされるか，胆汁酸（コール酸，デオキシコール酸など）として胆
汁中に含まれることでなされる．

図3.2-4　ステロイド類とコレステロール

5 リン脂質

リン脂質（図3.2-5）は細胞膜を構成する主要成分の一つである.

グリセロリン脂質はグリセロール，脂肪酸，リン酸および極性分子で構成される. 脳，神経，肝，心筋，卵黄などに多く含まれ，血液中のリン脂質としても存在する. **レシチン**（ホスファチジルコリン），リゾレシチンなどが含まれる.

グリセロールの代わりに**スフィンゴシン**を有するリン脂質を**スフィンゴリン脂質**と呼び，**スフィンゴミエリン**などがある. スフィンゴミエリンは神経鞘（しょう）に多く含まれる.

6 糖脂質

糖脂質（図3.2-6）は糖を含む脂質であり，動物には**スフィンゴ糖脂質**が多く含まれている. スフィンゴ糖脂質には**セレブロシド**と**ガングリオシド**がある.

a セレブロシド

脂肪酸とスフィンゴシンから成るセラミド*に，通常はガラクトースが1分子結合したものである. 神経組織に含まれることが知られる. グルコースが1分子結合したものは**グルコセレブロシド**と呼ばれる.

用語解説 *

セラミド

スフィンゴ糖脂質の基本となる物質. 神経組織などに存在する.

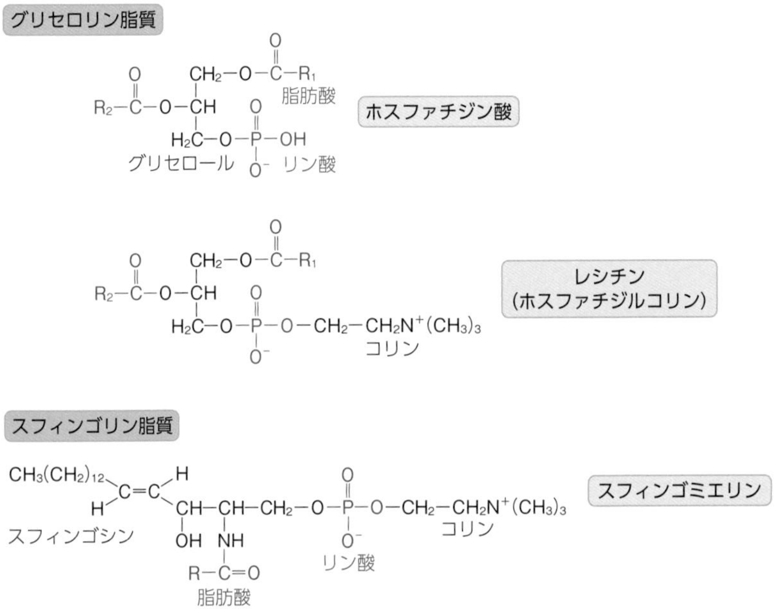

グリセロリン脂質とスフィンゴリン脂質の例.
グリセロリン脂質としては基本の構造となるホスファチジン酸と，さらにコリンが結合したレシチン（ホスファチジルコリン）を示した.
スフィンゴリン脂質はアミノアルコールであるスフィンゴシンと脂肪酸およびリン酸が結合し，さらにリン酸にコリンが結合したスフィンゴミエリンを示した.

図3.2-5　代表的なリン脂質の構造

b ガングリオシド

セラミドにシアル酸を含む 2 ～ 7 個の単糖が結合したものである．脳や神経組織などに含まれる成分である．

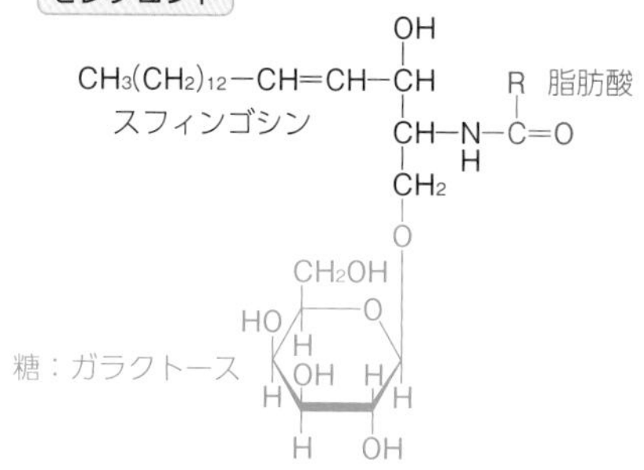

セレブロシド

$CH_3(CH_2)_{12}-CH=CH-CH$ — OH
スフィンゴシン R 脂肪酸

糖：ガラクトース

スフィンゴシンに脂肪酸と糖が結合している．セレブロシドの場合，糖としてガラクトースやグルコースが結合する．

図3.2-6　代表的な糖脂質の構造

7 エイコサノイド

二重結合を 4 個もつ**アラキドン酸**は，生体内で代謝されてプロスタグランジン類，トロンボキサン類，ロイコトリエン類に変化し，さまざまな生理活性を示す．アラキドン酸は，炭素数20から成り，エイコサン酸（炭素数20の脂肪酸の意）由来の物質であるため，これらを**エイコサノイド**と総称する（図3.2-7）．

なお，アラキドン酸は，ホスホリパーゼA_2の存在下において細胞中に含まれるリン脂質の分解によって生じる．

a プロスタグランジン類

プロスタグランジン類は子宮などの平滑筋を収縮させ，さらに間脳の視床下部に作用して体温のセットポイントを変えることから発熱などに深く関わる．

b トロンボキサン類

トロンボキサン類は血小板の凝集を促進し，気管支の収縮作用をもつ．

c ロイコトリエン類

ロイコトリエンB_4は白血球やマクロファージなどを活性化し，免疫系の機能に影響を与える．**ロイコトリエンD_4**は強い気管支収縮作用をもつ．

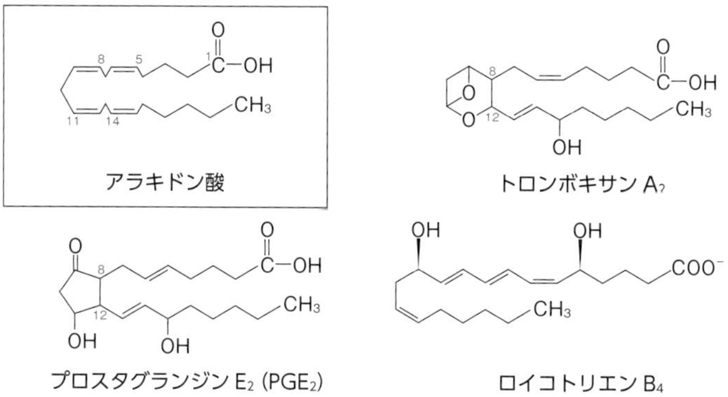

アラキドン酸

トロンボキサン A_2

プロスタグランジン E_2 (PGE₂)

ロイコトリエン B_4

二重結合を四つもち，炭素数20から成るアラキドン酸はホスホリパーゼA_2の存在下にリン脂質の分解によって生じる物質である．

図3.2-7　アラキドン酸とエイコサノイド

2 脂質代謝の役割と概要

　栄養素としての脂質の最も大切な役割の一つは，エネルギー源になることである．脂質は熱量が大きいことから，グリコーゲン（糖質）に比べて効率良くエネルギーを蓄えることができる．その点で貯蔵エネルギーとして最も適している．

　そのほか脂質は，細胞膜の構成成分として大切であるだけでなく，ステロイドホルモンや胆汁酸，プロスタグランジン類などの生理活性物質を作り出すための材料としても重要である（図3.2-8）．

plus α
脂肪酸の合成と分解

脂肪酸は，エネルギー産生が必要なときにはミトコンドリアで分解されてアセチルCoAになる．一方，エネルギーが十分にあるときには細胞質でアセチルCoAから合成される．このように分解と合成の場が区別されていることは，反応中間体（反応の過程で生じる物質）が混じり合わないために重要である．

➡ 生体内での代謝全体については，p.46-47 図解参照．

●脂質代謝〈アニメーション〉

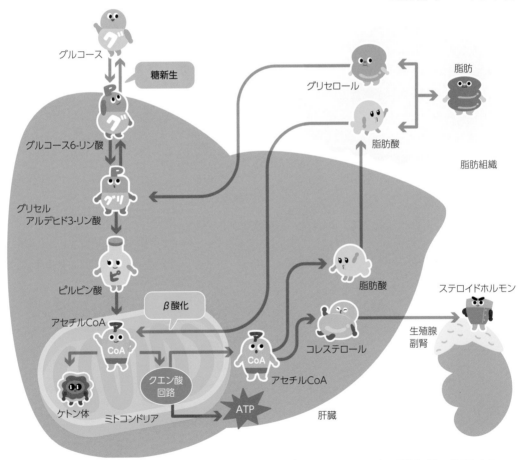

脂質代謝に身体のどの器官が関わるか，臓器レベル，細胞レベルのそれぞれでしっかりつかもう．最終生成物に注意しよう．

図3.2-8　脂質代謝の概要

3 脂質の消化・吸収と貯蔵

　私たちが普段の食生活で摂取する脂質の中で大部分を占めるのが**中性脂肪**（あるいは単に脂肪）と呼ばれる**トリアシルグリセロール**（トリグリセリド，➡p.74参照）である．

　トリアシルグリセロール（中性脂肪）は水に溶けないため，このままでは消化することができない．脂質はまず，十二指腸で**胆汁酸***の界面活性作用によって細かい粒（**ミセル**と呼ばれる）になる．これに膵臓から分泌される消化酵素の**リパーゼ**が作用することで，**脂肪酸**（➡p.72参照）と**モノアシルグリセロール**に分解され，小腸粘膜から吸収される．これらは小腸粘膜の細胞内で再びトリアシルグリセロールに合成される．再合成されたトリアシルグリセロールはリポタンパク質である**キロミクロン**（**カイロミクロン**，➡p.88参照）としてリンパ管，胸管を経て血中へ出ていく（**図3.2-9**）．

　食物摂取時には，脂質よりも糖質が優先してエネルギー源として使われる．したがって，糖質によるエネルギーが十分なときは，トリアシルグリセロールはキロミクロンの形で脂肪組織に運ばれ，**リポタンパク質リパーゼ***の作用でいったん脂肪酸となった後，脂肪細胞に取り込まれ，再びトリアシルグリセロールに合成され脂肪滴*として蓄えられる．食後すぐの血液から得た血清は多量のキロミクロンを含むため白濁している．しかしこれは一時的なもので，キロミクロン中のトリアシルグリセロールが組織のリポタンパク質リパーゼに

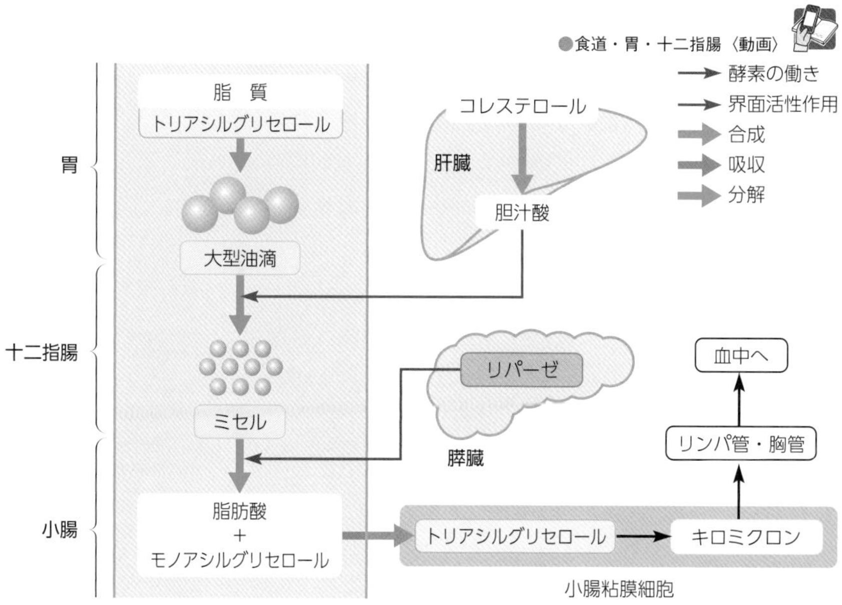

用語解説*
胆汁酸
大型の油滴の表面に胆汁酸が吸着すると，細かい粒（ミセル）となって水に分散する（界面活性作用）．このことによってリパーゼによる消化の効率は非常に高まる．

用語解説*
リポタンパク質リパーゼ
末梢組織（脂肪組織，心筋，骨格筋など）の毛細血管壁の表面に結合している酵素．脂質とタンパク質の複合体であるリポタンパク質中のトリアシルグリセロールを加水分解する．生成した脂肪酸は細胞に取り込まれ，組織で貯蔵あるいは分解（エネルギー産生）される．

用語解説*
脂肪滴
トリアシルグリセロールの分子がいくつか集合し，形成した脂肪の粒．

用語解説*
中鎖脂肪酸
脂肪酸に含まれる炭素数が12個以上の脂肪酸を長鎖脂肪酸，炭素数が8から10個の脂肪酸を中鎖脂肪酸と呼ぶ．中鎖脂肪酸は，脂肪細胞に蓄積することなく肝臓でエネルギーとして利用されるため，体脂肪となりにくい．このため，中鎖脂肪酸を含む油には，ダイエット効果があるとされる．

●食道・胃・十二指腸〈動画〉
➡ 酵素の働き
➡ 界面活性作用
➡ 合成
➡ 吸収
➡ 分解

脂肪の分解は，界面活性作用と酵素の作用の2段階にわたって行われることを確認する．小腸で吸収されたのち，トリアシルグリセロールに再度合成されることにも注意しよう．

図3.2-9　脂質の消化・吸収

よって分解され，脂肪細胞に蓄えられ，そして，トリアシルグリセロールを失ったキロミクロン残渣（キロミクロンレムナント）が肝臓に取り込まれ処理されると，もとの透明な血清に戻る.

　人が食物として摂取する脂肪を構成する脂肪酸は大部分が長鎖脂肪酸で，こういった脂肪は先に述べたような経路で消化・吸収される．一方，脂肪を構成する脂肪酸の中には，炭素数が少ない中鎖脂肪酸*も存在する．中鎖脂肪酸はトリアシルグリセロールに再合成されることなく，直接血中に移行し，門脈を経て肝臓に送られ分解される.

4　脂肪の分解

1　貯蔵脂肪の分解

　食事と食事の間の空腹を感じるとき，脂肪酸がエネルギー源として利用されるようになる．まず，脂肪組織の脂肪滴に蓄えられていたトリアシルグリセロール（脂肪）がリパーゼによって加水分解され脂肪酸が生成される．この脂肪酸が血液中に出て，各組織でのエネルギー源として使われるのである．ここで働くリパーゼは膵液に含まれるものとは異なり，グルカゴン，インスリンなどのホルモンによって作用が調節されるため，特に**ホルモン感受性リパーゼ***と呼ばれる．グルカゴンはトリアシルグリセロールの分解を促し（これを促進的に働くという），インスリンは分解を抑制する（これを阻害的に働くという）（図3.2-10）.

2　脂肪酸のβ酸化とエネルギー産生

　私たちの身体の中で必要なエネルギーの大半は脂肪酸を酸化して得られている．特に，常に働き続けている心臓は血液から供給される脂肪酸をエネルギー源にしている．ここでは，どのようにして脂肪酸からエネルギーを取り出すのかをみる（図3.2-11）.

1　β酸化の流れ

　脂肪の分解によって血液中に出た脂肪酸は，細胞に取り込まれた後，**β酸化**と呼ばれる代謝系によって分解を受ける．β酸化はミトコンドリア内で行われる反応で，まず脂肪酸は細胞質でATPのエネルギーを消費しながらCoA*と結合して**アシルCoA**（脂肪酸CoA）となり活性化される．アシルCoAはそのままではミトコンドリアの内膜を通過することができないため，**カルニチン***と呼ばれる低分子化合物と結合してミトコンドリア内膜を通過し，再びアシルCoAに変化してβ酸化を受ける.

　β酸化とはアシルCoAのβ位（カルボキシ基から2番目）の炭素が酸化を受け，CoA結合側の炭素を2個アセチルCoAとして切り離し，炭素数の2個

用語解説 *
ホルモン感受性リパーゼ

脂肪組織に存在する，トリアシルグリセロールを加水分解するリパーゼ．グルカゴンなどのホルモンにより活性化され，貯蔵脂肪を分解して脂肪酸の供給を行う酵素である.

用語解説 *
CoA

コエンザイムAの略称で，補酵素Aともいう．R-CO-構造をもつさまざまな物質と結合し，化学反応を進みやすくする働きをもつ.

用語解説 *
カルニチン

体内ではリシンとメチオニンから合成される．長鎖脂肪酸をミトコンドリア内へ運ぶために必要な化合物である．カルニチンとアシルCoAを反応させてアシルカルニチンを合成する酵素の欠損症では，脂肪酸分解によるエネルギー産生ができない（➡p.165　表7-1参照）.

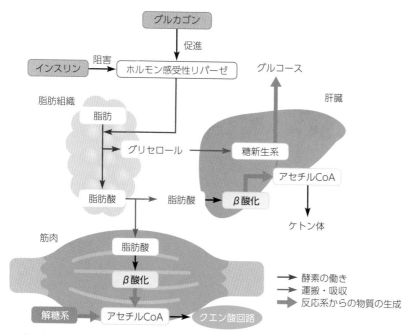

リパーゼが膵液から分泌されたものではないことに注意しよう．脂肪酸がβ酸化を受けてエネルギーに変わることを確認する．

図3.2-10 脂肪の分解

少ないアシルCoAにする反応である．この反応を繰り返し，最終的には長い脂肪酸をすべてアセチルCoAに酸化するため，炭素数2nをもつ脂肪酸はn個のアセチルCoAに変わることになる．なおパルミチン酸やステアリン酸のような**飽和脂肪酸**（➡p.72参照）だけではなく，オレイン酸やリノール酸などの**不飽和脂肪酸**も，その分子構造の違いに関係なく同じようにβ酸化によって分解される．

2 β酸化によるエネルギー産生

β酸化によって生成したアセチルCoA，還元型フラビンアデニンジヌクレオチド（FADH$_2$），還元型ニコチンアミドアデニンジヌクレオチド（NADH）は，クエン酸回路，電子伝達系によって二酸化炭素と水に分解され，その過程で多量のATPが作り出される．哺乳類に最も多い脂肪酸のパルミチン酸（炭素数16個）を例にとると，β酸化で完全に酸化されると1分子のパルミチン酸から106個のATPが産生する．同じく1分子のグルコース（炭素数6個）から産生するATPが30〜32個であるから，1分子当たりあるいは1炭素当たりで比較しても脂肪酸のほうがはるかに多くのATPを作り出せることがわかる．栄養学では，1g当たりのエネルギーが糖質（デンプン）では4kcalであるのに対して脂肪（トリアシルグリセロール）は9kcalである．

このように，糖質に比べ脂肪はエネルギー効率が高いため，貯蔵エネルギー源として優れているといえる．

➡ グルコースからのATP産生については，3-1章3節3項p.61参照.

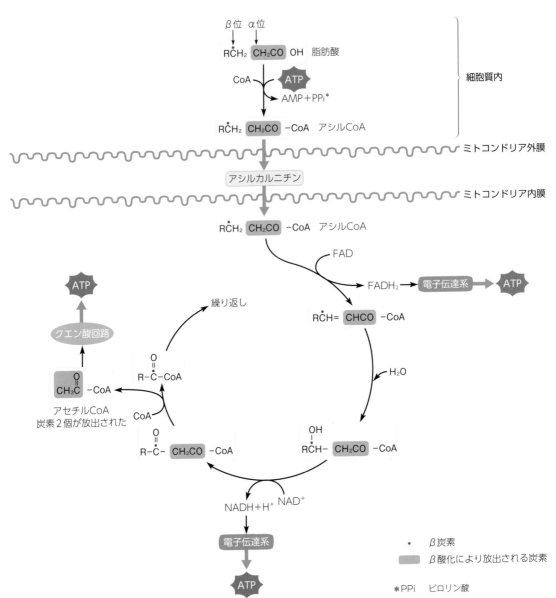

脂肪酸の β 位が酸化され，アセチルCoA，NADH，FADH$_2$が作られる．これらはエネルギー（ATP）産生に使われる．アシルCoAはミトコンドリア内膜を通過できないため，実際には上に示すようにカルニチンと結合してミトコンドリア内に入り，再びアシルCoAに戻された後で β 酸化を受ける．

図3.2-11　脂肪酸の β 酸化

5 ケトン体

1 ケトン体の代謝

アセト酢酸，3-ヒドロキシ酪酸，アセトンを総称して**ケトン体**と呼ぶ．ケトン体は肝臓でアセチルCoAから作られる（図3.2-12）．作られたケトン体のうち，アセト酢酸，3-ヒドロキシ酪酸は筋肉等の末梢組織に取り込まれ，再びアセチルCoAに変えられクエン酸回路に入り，エネルギーを作り出すために使われる．すなわち，ケトン体は末梢組織ではエネルギー源として使われるのである．一方，肝臓にはケトン体をアセチルCoAに戻すための酵素がないため，エネルギー源として使うことができない．また，アセトンはそのまま尿中や呼気中に排泄され，体内で利用されることはない．

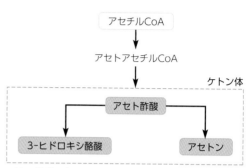

一連の代謝反応で，3-ヒドロキシ酪酸，アセトンともにアセト酢酸の代謝物である．

図3.2-12　ケトン体の生成

2 ケトン体の増加とケトアシドーシス

1 ケトン体が増加する原因と影響

通常，グルコースが十分に供給されているときは，クエン酸回路が円滑に機能しているため，アセチルCoAはクエン酸回路で代謝され，ケトン体の合成が増加することはない．しかし，飢餓時や糖尿病のときのように，末梢組織にグルコースの供給が十分に行われていないとき（この状況では肝臓ではクエン酸回路の中間産物のオキサロ酢酸からの糖新生が盛んとなり，その結果クエン酸回路がスムーズに機能しなくなっている），肝臓ではケトン体の生成が増加する．これは，エネルギーを得るために脂肪酸のβ酸化が進み，その結果生じたアセチルCoAがクエン酸回路で処理できる量を超えてしまうために起こる現象である．

肝臓で生成されたケトン体は血中に放出され，末梢組織での処理能力を超えると血中にたまってしまう．このような状態をケトーシスという．アセト酢酸，3-ヒドロキシ酪酸は酸性のため，ケトーシスではしばしば血液のpHが酸性に傾くアシドーシスとなる（**ケトアシドーシス**）（図3.2-13）．

2 アシドーシスの危険性

pHの低下は身体の組織機能を低下させ，特に中枢神経系に重大な障害を与える．アシドーシスの症状には，悪心，嘔吐，疲労感などがあるが，重症化すると心機能低下や中枢神経障害による昏睡に至る恐れがあり，危険である．アシドーシスを引き起こしうるその他の要因としては，激しい運動（乳酸の蓄積）や過度の飲酒（乳酸濃度とケトン体濃度の上昇）などが挙げられる．

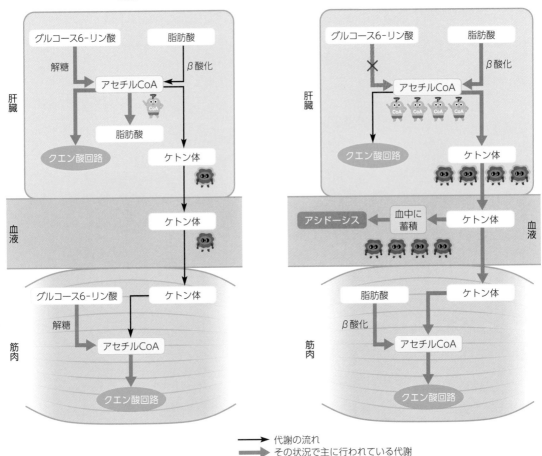

通常　　　　　　　　　　　　　　　飢餓時（絶食時），糖尿病

代謝の流れ
その状況で主に行われている代謝

通常はグルコースを利用してエネルギーを得ているため，ケトン体の生成が少ないが（左），飢餓時には主に脂肪酸がエネルギー源として使われ，クエン酸回路が十分に機能できないため，肝臓でのケトン体生成が増加する（右）．

図3.2-13　脂質代謝とケトン体

6　脂肪酸と脂肪の合成

　脂肪酸はアセチルCoAを材料に**マロニルCoA**を経て作られる．摂食時にはグルコースから解糖系を経てアセチルCoAが作られるが，糖質の摂取が過剰となって必要以上のアセチルCoAが供給されたとき，アセチルCoAの一部はクエン酸シャトル*により細胞質に運び出されて脂肪酸に変換される．この脂肪酸と，同じく解糖系の中間体から生成されるグリセロール3-リン酸が結合してトリアシルグリセロール（中性脂肪）が合成される．つまり余分に摂取した糖質は脂肪として蓄えられることになる（図3.2-14）．この代謝反応は主に肝臓，脂肪組織で行われる．一方，増殖の盛んな細胞では，細胞膜のリン脂質が必要になるため，これを供給するために脂肪酸の合成経路が活性化することが知られている．

用語解説*

クエン酸シャトル

ミトコンドリアのアセチルCoAはそのままでは細胞質に運搬できないため，いったんクエン酸に変換して細胞質に運び出されてからアセチルCoAに戻され，利用される（→p.78 図3.2-8参照）．

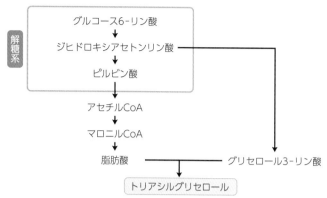

脂肪酸合成の直接の材料はアセチルCoAである．トリアシルグリセロール（脂肪）合成の材料である脂肪酸，グリセロール3-リン酸ともグルコースから生成されることに注意．

図3.2-14　脂肪酸と脂肪の合成

7 コレステロールの代謝

1 コレステロールの合成

　コレステロールはあらゆる細胞の細胞膜の構成成分として，また生体内での胆汁酸，ステロイドホルモン，ビタミンD*の合成材料として重要である．また，**動脈硬化***などの**生活習慣病**との関連も注目されている．通常1日当たり約0.3～0.5gのコレステロールが食物から摂取されるが，生体内では肝臓で1～1.5gが合成されている．肝臓で合成されたコレステロールは**VLDL**（超低密度リポタンパク質〔超低比重リポタンパク質〕），**LDL**（低密度リポタンパク質）*など（➡p.89参照）によって末梢組織へ運ばれる．

　コレステロールは，肝臓でアセチルCoAを出発材料とし，何段階もの反応を経て合成される．この合成系の律速酵素*は**3-ヒドロキシ-3-メチルグルタリルCoA還元酵素**（**HMG-CoA還元酵素**）である．この酵素は，最終生成物のコレステロールによって**フィードバック阻害***を受ける．したがって，食事から多くのコレステロールを摂取すると，この酵素の量が減少し，体内でのコレステロール合成が低下するようになっている．また，高コレステロール血症の治療薬はこの酵素の働きを抑える目的で使われており（HMG-CoA還元酵素阻害薬），臨床の面からも重要な酵素である（**図3.2-15**）．

2 コレステロールの利用

　コレステロールから，コール酸，デオキシコール酸などの**胆汁酸**が作られる．胆汁酸は肝細胞で作られており，胆汁中に分泌される．胆汁酸は脂質消化の際，小腸で消化酵素（リパーゼ）が働きやすいようにミセルを形成するのに役立っている．また，男性ホルモン，女性ホルモン，副腎皮質ホルモンなどの

用語解説 *
ビタミンD

カルシウムの小腸での吸収，腎臓からの再吸収を促進する物質．皮膚で合成されるステロイドホルモンで，その合成には紫外線を必要とする．合成に必要な紫外線を十分に得られない場合もあるため，食物として摂取しなければならないビタミンに分類されている．ビタミンDの欠乏は，小児ではくる病（硬い骨が作れないため骨が変形する小児疾患），成人では骨軟化症を引き起こす．

用語解説 *
動脈硬化

動脈が肥厚し弾力を失った状態をいう．一般的にはアテローム性動脈硬化（粥状動脈硬化）を指す．動脈硬化が起こると，血液の流れが悪くなったり，血栓が形成されたりして，脳梗塞や心筋梗塞などの原因になる．糖尿病，脂質異常症，高血圧，喫煙などが危険因子と考えられている．

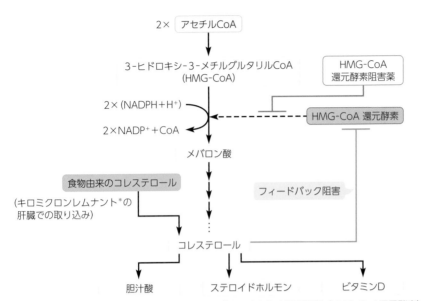

コレステロールの生成に3-ヒドロキシ-3-メチルグルタリルCoA還元酵素（HMG-CoA還元酵素）が関与していることと，食物の摂取によるコレステロールが増えると，フィードバック阻害によって，体内でのコレステロール生成が抑制されることを理解しよう．

図3.2-15 コレステロールの代謝

ステロイドホルモンもコレステロールを材料にして作られる．さらに，骨の形成に欠くことのできないビタミンDの合成の材料としても使われる．

臨床場面で考えてみよう コレステロールって？

「血液検査の判定で，『コレステロールがちょっと高いから注意してください』と言われたのだけれど，コレステロールってそんなに身体に悪いの？」と，父から質問された．

コレステロールは細胞やホルモンを作るのに必要なものであるが，血液の中に多くあると動脈硬化の原因になる．食べ物に気を付けたり，適度な運動をするなど，生活習慣を改善することが大切である．特に悪玉コレステロールといわれるLDL値を低く，善玉コレステロールといわれるHDL値を高くし，LDLとHDLのバランスに注意することで，動脈硬化などの心血管疾病を防ぐことができることを伝えよう．

8 リン脂質とエイコサノイド

1 エイコサノイドの生合成

リン脂質は細胞膜の構成成分として大切なものであるが，それ以外にも大切な役割をもっている．リン脂質には，不飽和脂肪酸の**アラキドン酸**が含まれており，これから生成されるエイコサノイドはさまざまな生理作用をもっている．

細胞にホルモン，サイトカイン*，細胞増殖因子などによる刺激があると，**ホスホリパーゼA₂**という酵素によってアラキドン酸がリン脂質から切り離さ

用語解説 *
LDL（低密度リポタンパク質）

低比重リポタンパク質ともいう．LDLはlow density lipoproteinの略で，densityの日本語訳は一般的に「密度」である．基礎医学では「密度」を使うことが多いが，臨床医学では「比重」を使うことが多い．表記が異なるがどちらを使っても構わない．

用語解説 *
律速酵素

調節酵素ともいう．一連の代謝反応の進む速さを調節する酵素．生成物などの物質によって活性が調節される．

用語解説 *
フィードバック阻害

代謝の最終生成物によって酵素活性が阻害される場合をいう．生成物が過剰にできすぎないように調節する機能がある．

用語解説 *
キロミクロンレムナント

キロミクロンのトリアシルグリセロールが分解を受けた後のもの．レムナントには「残り物」という意味がある．

用語解説 *
サイトカイン

血球細胞などから出される生理活性タンパク質．細胞増殖，免疫，抗ウイルスなど，さまざまな生理作用をもっている．

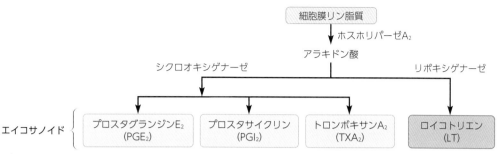

リン脂質からエイコサノイドの生成までには多くの過程があるが，代表的な中間体とそれに働く酵素を理解しよう.

図3.2-16　アラキドン酸の代謝

れる．アラキドン酸は**シクロオキシゲナーゼ**という酵素の作用を受けた後，さまざまな酵素の作用を受けて**プロスタグランジン**（**PG**）や**トロンボキサン**（**TX**）となる．また，アラキドン酸がリポキシゲナーゼという酵素の作用を受けると**ロイコトリエン**（**LT**）という生理活性物質になる（**図3.2-16**）．これらを総称して**エイコサノイド**という．

　エイコサノイドは微量でさまざまな生理活性を示す．循環血中に分泌されて全身に作用するホルモンとは異なり，それらが作られた周辺の細胞に作用し情報を伝える物質で，**局所ホルモン**あるいは**オータコイド**と呼ばれる．

2　エイコサノイドの生理作用

　エイコサノイドの生理作用は非常に多く，医薬品として用いられているものもある．代表的なものを表3.2-3に示した．

　プロスタグランジンE_2（PGE$_2$）は，主に血管拡張物質として働き，胃粘膜と腎皮質への血流を維持している．またプロスタサイクリン（PGI$_2$）は，血小板の凝集を抑制して，血液が血管内で凝固するのを防いでいる．ニコチンは

EPA（エイコサペンタエン酸）

　アラキドン酸由来のトロンボキサンA_2（TXA$_2$）は，必要以上に多量に産生されると血栓症などを発症しやすくなる．血栓症は，血液中でできた血栓（血の塊）が血管を閉塞することで障害を引き起こす病気で（エコノミークラス症候群，心筋梗塞，脳梗塞など），EPA由来のトロンボキサンA_3（TXA$_3$）は血栓症を緩和する．アラキドン酸由来のTXA$_2$は血液凝固を促進する強い活性をもっているが，同じ作用をするEPA由来のTXA$_3$の活性は弱い．EPAの豊富な食事をすると（➡p.90参照），細胞膜に含まれるアラキドン酸がEPAに置き換わる．その結果，細胞膜のアラキドン酸の量は減少し，逆にEPAの量は増加する．したがって，活性の弱いTXA$_3$が主要になるため，血液凝固は抑制される．ただし，外傷による出血は止まりにくくなる．一般にEPAは，血液をサラサラにするといわれている．

表3.2-3　主なエイコサノイドの生理作用

主なエイコサノイド	生理作用	医薬品としての作用
プロスタグランジンE_2（PGE_2）	血管拡張，子宮収縮，胃粘膜の保護	陣痛を誘発・促進し出産を助ける
プロスタサイクリン（PGI_2）	血小板凝集抑制，血管拡張	肺高血圧症の治療
トロンボキサンA_2（TXA_2）	血小板凝集促進，気管支収縮	トロンボキサンA_2の作用を抑える薬剤は，気管支の過敏な状態を改善する
ロイコトリエンD_4（LTD_4）	気管支収縮	ロイコトリエンの作用を抑える薬剤は，喘息の症状を緩和する

片頭痛とPGE_2

　片頭痛は，疲労やストレスが原因となってプロスタグランジンE_2（PGE_2）の合成が高まり，こめかみの血管が拡張することで起こる．アスピリンを含む頭痛薬は，シクロオキシゲナーゼの働きを阻害することでPGE_2の生成を抑制し，血管を収縮させ痛みを和らげる．副作用として，胃腸障害があるが，これはアスピリンが胃におけるPGE_2の合成も抑制するため，その粘膜保護作用が失われるからである．

この作用を抑制するため，喫煙は有害となる．一方，損傷部位の止血の際，トロンボキサンA_2（TXA_2）によって血小板が活性化する．

9 血中リポタンパク質

1 リポタンパク質

　脂質とタンパク質の複合体を**リポタンパク質**という．脂質は水に溶けないため，血液中では水と脂質の両方に親和性のあるタンパク質やリン脂質と結合することによって運搬される．血液中では，脂肪酸は主にアルブミンというタンパク質に結合して運ばれるが，トリアシルグリセロール（中性脂肪）とコレステロールは，リン脂質とさまざまな種類のタンパク質（これをアポタンパク質という）と結合して血中リポタンパク質となり運ばれる（図3.2-17）．

　血漿中にあるリポタンパク質は，表3.2-4に示すように，その密度の違いから大きく四つに分けることができる．密度の小さいものから，**キロミクロン**（カイロミクロン），**VLDL**（超低密度リポタンパク質），**LDL**（低密度リポタンパク質），**HDL**（高密度リポタンパク質）と呼ばれる．密度の小さいものほどトリアシルグリセロールの割合が多く大きい粒である．逆に，密度が大きくなるとタンパク質の割合が

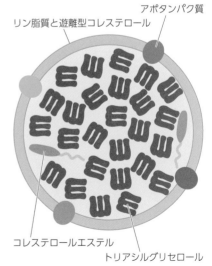

アポタンパク質
リン脂質と遊離型コレステロール
コレステロールエステル
トリアシルグリセロール

図3.2-17　リポタンパク質（キロミクロン）の模式図

表3.2-4　血漿中のリポタンパク質の種類と役割

	キロミクロン	VLDL	LDL	HDL
密度（g/mL）	<0.95	0.95〜1.006	1.019〜1.063	1.063〜1.21
トリアシルグリセロール	85%	55%	10%	5 %
コレステロール（エステル型）	5 %	12%	37%	12〜18%
コレステロール（遊離型）	2 %	7 %	8 %	3〜6 %
アポタンパク質	2 %	8 %	18%	42〜58%
役　割	食物由来の中性脂肪とコレステロールの運搬	肝臓で合成された中性脂肪，コレステロールを末梢組織に運搬	VLDLが組織に中性脂肪を渡した残り*．コレステロールを末梢組織に運搬	末梢組織のコレステロールを肝臓へ運搬

*VLDLのトリアシルグリセロールが分解されるとIDL（中間密度リポタンパク質：密度1.006〜1.019g/mL）になり，IDLはさらにトリアシルグリセロールを失ってLDLになる．

多くなり，小さい粒となる．

2 リポタンパク質の役割（表3.2-4）

❶キロミクロン　摂取した食物由来のトリアシルグリセロールやコレステロールを運搬する（➡p.79参照）．キロミクロン中のトリアシルグリセロールは，毛細血管の内皮細胞の表面に存在するリポタンパク質リパーゼの作用によって加水分解され，脂肪細胞に取り込まれる．

❷VLDL　肝臓で合成されたトリアシルグリセロールとコレステロールを末梢組織に運搬するのに使われる．

❸LDL　コレステロールを肝臓から末梢組織へ運搬するのに使われる．血液中に長期にわたってLDLが大量にあると，コレステロールが血管壁の細胞に取り込まれ動脈硬化の原因となる．LDLは，VLDLが組織に大部分のトリアシルグリセロールを受け渡した残りである．

❹HDL　末梢組織で余ったコレステロールを肝臓に運搬する役目をもっている．そのため動脈硬化を予防する働きがある．

10 脂質異常症

　血液中の脂質の量が基準値から外れた状態を**脂質異常症**といい，量が変化するリポタンパク質の種類によって分類されている（表3.2-5）．

　脂質異常症には，原発性と続発性がある．原発性の場合，リポタンパク質を構成するタンパク質や受容体の先天的な異常によって起こることが知られている．一方，続発性の場合は，多くの他の病気に引き続いて起こる二次的なものである．Ⅱa，Ⅱb，Ⅲ，Ⅳ型では動脈硬化が進行し，脳梗塞や循環器疾患の原因になることが知られている．

表3.2-5　脂質異常症の分類（WHO表現型分類[*1]）

型	別　称	増加するリポタンパク質[*2]	原発性高脂血症の原因	続発性高脂血症の原因
I	高キロミクロン血症	キロミクロン	リポタンパク質リパーゼあるいはアポタンパク質C-IIの欠損	免疫疾患
IIa	高コレステロール血症	LDL	LDL受容体異常	甲状腺機能低下症，肝癌，クッシング病，糖尿病
IIb	複合型高脂血症	LDL，VLDL	不明	ネフローゼ，糖尿病
III	III型高脂血症	IDL	アポタンパク質Eの異常	糖尿病
IV	IV型高脂血症	VLDL	不明	急性肝炎，慢性腎不全，過度な飲酒，糖尿病
V	V型高脂血症	キロミクロン，VLDL	不明	糖尿病

＊1　増加するリポタンパク質の種類によって脂質異常症を分類する方法．
＊2　血清を電気泳動で分析することで，増加するリポタンパク質を同定する．

脂質異常症

　これまでは総コレステロール値が220mg/dLを超えると「高コレステロール血症」と呼ばれ，治療の対象とされてきた．しかし，実際に心筋梗塞や脳卒中を起こすリスクが高いのは，コレステロールの中でもLDLコレステロール値が高い人である．このため日本動脈硬化学会の『動脈硬化性疾患予防ガイドライン2007年版』からは，診断基準から総コレステロール値を削除し，LDLコレステロールの管理を重要視するようになった．そして「高脂血症」という記載では重要な脂質異常である低HDLコレステロール血症を含む表現として適切ではないため，「脂質異常症」に記載が変更された．ただし，「高脂血症」という呼称を排除するものではない．

臨床場面で考えてみよう　健康食品DHAやEPA

　友人から「本で読んだのだけれど，DHAとかEPAという健康食品は，本当に効くの？」という質問を受けた．

　ドコサヘキサエン酸（DHA）とエイコサペンタエン酸（EPA）はどちらも魚などに多く含まれているω3系の不飽和脂肪酸である（➡p.73参照）．DHAは，脳や網膜に多量に含まれ，胎児，乳幼児の中枢神経と視機能の発育に必須である．また，大人の記憶・学習能力も向上させると期待されている．一方，EPAは，関節炎などの病的な免疫反応の抑制，血栓症の改善（➡p.87参照），動脈硬化の抑制などの効果があり，その生理作用が注目されていると答えよう．

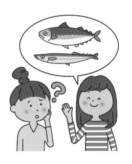

11 脂肪細胞と生活習慣病

脂肪細胞は余ったエネルギーを**トリアシルグリセロール**として貯蔵し，空腹なときにこれを分解し，脂肪酸を血中に放出する．この遊離脂肪酸は各組織に取り込まれて，エネルギー産生に利用される．脂肪組織*はこのようなエネルギー貯蔵庫としての役割のほかに，**アディポサイトカイン**と総称される多くの生理活性物質を分泌している（表3.2-6）．アディポサイトカインは，健康にとって良い作用を示すもの（アディポネクチンなど）と悪い作用を示すもの〔遊離脂肪酸，腫瘍壊死因子-α（TNF-α）など〕に大別できる．

アディポネクチンは主に内臓脂肪細胞から分泌され，動脈硬化の進行を抑制している．細胞が小型のときはその分泌量は多いが，内臓脂肪の増大に伴って細胞が大型化すると分泌量は減少する．

一方，遊離脂肪酸，TNF-αは，内臓脂肪の増大に伴い分泌が増す．これらのアディポサイトカインは，筋肉へのグルコースの取り込みを促進するインスリンの作用を妨害し，高血糖の引き金になる．

通常，遊離脂肪酸の分泌は空腹時に起こるが，空腹時には膵臓からのインスリンの分泌がなく，遊離脂肪酸がアディポサイトカインとして働くことはない．しかし，内臓脂肪型肥満の人の脂肪細胞は，空腹ではないときにも遊離脂肪酸を分泌し，筋肉に取り込まれた遊離脂肪酸は，インスリンの作用を妨害するアディポサイトカインとして働く．

このように，過食，運動不足などの生活習慣の変化によるアディポサイトカインの生成の異常が，糖尿病・脂質異常症（高脂血症）・高血圧・動脈硬化などの生活習慣病を引き起こす．

用語解説*
脂肪組織

脂肪組織は，脂肪細胞，免疫細胞などから成る．アディポネクチン，遊離脂肪酸は脂肪細胞から，TNF-αはマクロファージから分泌される．脂肪細胞の大型化に伴い，脂肪組織のマクロファージは大幅に増加する．そして，過剰に分泌されるTNF-αが内臓脂肪組織に軽度の炎症を引き起こす．その炎症は遊離脂肪酸の放出を促進する．

➡ インスリンの作用については，3-1章7節1項 p.67参照．

plus α

メタボリックシンドローム

肥満には，内臓組織の周囲に脂肪がつく内臓脂肪型と，皮下組織に脂肪がつく皮下脂肪型がある．腹部のCT検査で，内臓脂肪の面積が100cm²を超えると内臓脂肪型肥満と診断される．さらに高血圧，高血糖，脂質異常を伴う場合はメタボリックシンドロームと診断される．

表3.2-6 **脂肪組織が分泌する生理活性物質**

アディポサイトカイン	主な作用	内臓脂肪細胞の大型化に伴う分泌の変化
アディポネクチン	動脈硬化の抑制	分泌量の減少
遊離脂肪酸，TNF-α	インスリンの作用の妨害	分泌量の増大

📎 **重要用語**

脂肪酸	小ルモン感受性リパーゼ	トロンボキサン
リン脂質	β酸化	ロイコトリエン
ステロイド	ケトン体	リポタンパク質
中性脂肪	ケトアシドーシス	VLDL
トリアシルグリセロール	コレステロール	LDL
胆汁酸	HMG-CoA還元酵素	HDL
脂肪酸	アラキドン酸	脂質異常症
キロミクロン（カイロミクロン）	プロスタグランジン	アディポサイトカイン

3-3 タンパク質と アミノ酸の代謝

こんなところに生化学！

BUNの数値 編

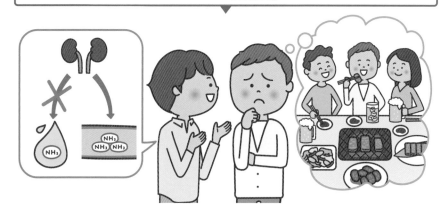

　Iさんは旅行代理店に勤める30代の男性．高校時代の野球部の友人と久しぶりに会うことになり，会社の健康診断の前日であるにもかかわらず，食べ放題の焼肉屋で夕食を楽しんだ．その後，健康診断での血液検査の結果を受け取ったところ，BUNの数値が基準値を少し超えていた．そこで，看護師の弟であるJさんに「血液検査にあるBUNとは何の数値なの？健康診断の前日に焼肉の食べ放題に行ったけど，あれが悪かったのかな……？」と質問をした．さて，Jさんはどう答えるとよいだろうか？

　BUN（blood urea nitrogen：血中尿素窒素）とは，血中の尿素に含まれる窒素のことをいう．タンパク質の代謝でできるアンモニアは，肝臓の尿素回路で尿素に変えられ腎臓から尿中に排出される．そのため，腎臓の機能が低下していると，尿素を尿へ排出することができず血中濃度が高くなる．BUNは肉類などのタンパク質を多く摂取することで上昇することもあるが，腎臓が正常に機能していないことが考えられるため，詳しく検査することを勧めよう．

学習目標

◗ タンパク質の性質を理解し，これに関連する生命活動について知る.

◗ タンパク質の消化吸収がどのように行われるのかを理解する.

◗ アミノ酸がどのように代謝され，排泄されるのかを理解する.

◗ アミノ酸の代謝異常による疾患と代謝との関係を理解する.

◗ アミノ酸が核酸，神経伝達物質などの合成材料として使われることを理解する.

1 アミノ酸とタンパク質

1 タンパク質とは何か

タンパク質は水以外で生体に最も多く存在する物質であり，**アミノ酸**がペプチド結合（➡p.94参照）によって多数結合した物質である．したがって，タンパク質のもつ性質の一部は構成するアミノ酸に由来する．生体内においては生体構造を維持する成分，栄養，酵素，調節因子など多くの働きをする物質である．タンパク質を加水分解すると，構成するアミノ酸を得ることができる.

2 アミノ酸

1 アミノ酸とは

食物としてタンパク質を摂取すると，消化管内でタンパク質を構成するアミノ酸に分解され，吸収される．身体の各部の細胞ではアミノ酸を原料として再びタンパク質が合成される．アミノ酸はタンパク質の構成要素であるほかに，糖や脂質と同様にエネルギー源としても利用される．また，神経伝達物質としての機能をもつもの，ホルモンや生理活性物質の材料となるものなどが存在する.

アミノ酸は一つの分子中に**カルボキシ基**（$-COOH$）と**アミノ基**（$-NH_2$）をもっている．カルボキシ基が結合している炭素をα炭素といい，この炭素にアミノ基が結合しているものをα-アミノ酸という．生体における大部分のアミノ酸はα-アミノ酸であり，α炭素にはアミノ基，カルボキシ基，水素および他の原子団（Rで示す）が結合している．したがってα炭素は不斉炭素となり，L型，D型の光学異性体が存在することになるが，天然のタンパク質に含まれるアミノ酸はほとんどがL型である（図3.3-1）.

➡ 不斉炭素については，
3-1章1節1項p.51参照.

アミノ酸は水溶液中ではイオン化しやすい物質である．これは，分子中のアミノ基は水素イオンを結合して陽イオン化しやすいこと，カルボキシ基は水素イオンを放出して，自身は陰イオンとなりやすいことによる．このように，一つの分子の中に酸と塩基の両方の性質をもつ物質を**両性電解質**と呼び，アミノ酸，そしてアミノ酸から構成されているタンパク質は代表的な両性電解質といえる（図3.3-1）.

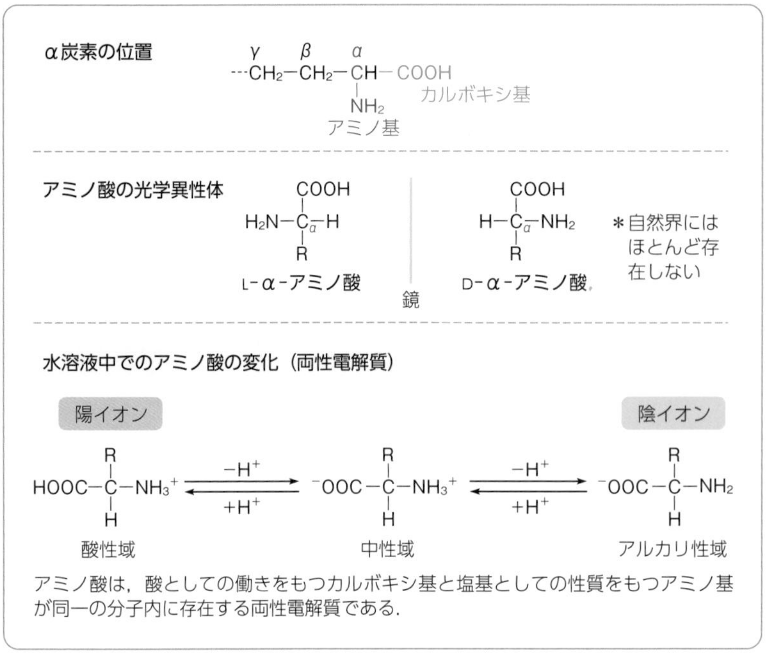

α炭素の位置		

α炭素の位置　$\cdots CH_2-CH_2-\underset{\underset{NH_2}{\vert}}{CH}-COOH$　カルボキシ基

γ　β　α

アミノ基

アミノ酸の光学異性体

$$\begin{matrix} & COOH \\ H_2N-&\overset{\vert}{\underset{\vert}{C_\alpha}}-H \\ & R \end{matrix} \qquad \begin{matrix} & COOH \\ H-&\overset{\vert}{\underset{\vert}{C_\alpha}}-NH_2 \\ & R \end{matrix}$$

L-α-アミノ酸　　鏡　　D-α-アミノ酸

*自然界にはほとんど存在しない

水溶液中でのアミノ酸の変化（両性電解質）

陽イオン　　　　　　　　　　　　　　　　　陰イオン

$$HOOC-\underset{\underset{NH_3^+}{\vert}}{\overset{\overset{R}{\vert}}{C}} \underset{+H^+}{\overset{-H^+}{\rightleftarrows}} {}^-OOC-\underset{\underset{NH_3^+}{\vert}}{\overset{\overset{R}{\vert}}{C}} \underset{+H^+}{\overset{-H^+}{\rightleftarrows}} {}^-OOC-\underset{\underset{NH_2}{\vert}}{\overset{\overset{R}{\vert}}{C}}$$

酸性域　　　　　　　　　　中性域　　　　　　　　アルカリ性域

アミノ酸は，酸としての働きをもつカルボキシ基と塩基としての性質をもつアミノ基が同一の分子内に存在する両性電解質である.

図3.3-1　アミノ酸の構造

2　アミノ酸の分類

　生体のタンパク質は20種のアミノ酸で構成されている. これらのアミノ酸について表3.3-1に示す. アミノ酸の性質はα炭素に結合する原子団の性質によって異なる. 原子団をRで表すと,

❶**中性アミノ酸**　Rが炭化水素に近い性状で，電離する傾向が極めて弱いアミノ酸.

❷**酸性アミノ酸**　Rにカルボキシ基を含み，酸としての性質が強く働くもの.

❸**塩基性アミノ酸**　Rに窒素原子を含んだ塩基として働く原子団をもつもの.

　これらのアミノ酸のうち，ヒトの体内では全く合成されないか，合成されても非常にわずかであるものは**必須アミノ酸**（**不可欠アミノ酸**）と呼ばれ，必ず食事から摂取しなければならない. 現在では，イソロイシン，ロイシン，リシン，メチオニン，フェニルアラニン，トレオニン，トリプトファン，バリン，ヒスチジンの９種が認められている. また，アルギニンは，成長期において体内での合成量が不足しやすいため，準必須アミノ酸と呼ばれる（同様に，システインとチロシンも準必須アミノ酸として扱われる場合がある）.

3　タンパク質の構造

1　ペプチド

　タンパク質はアミノ酸が多数結合した高分子である. アミノ酸同士が結合したものを**ペプチド**といい，その結合様式を**ペプチド結合***という（図3.3-2）. ペプチド結合はアミノ酸のカルボキシ基と他のアミノ酸のアミノ基が結合する

用語解説 *
ペプチド結合

アミノ酸同士のアミノ基とカルボキシ基が結合したもの. タンパク質は，ペプチド結合によってアミノ酸同士が連結したものである.

表3.3-1 アミノ酸の分類

分　類		名称（3文字略号，1文字略号）	構造式

中性アミノ酸	脂肪族アミノ酸	グリシン（Gly, G）	H−CH−COOH
			  |
			  NH₂

		アラニン（Ala, A）	CH₃−CH−COOH
			   |
			   NH₂

		☆バリン（Val, V）	CH₃−CH−CH−COOH
			   | |
			   CH₃ NH₂

		☆ロイシン（Leu, L）	CH₃−CH−CH₂−CH−COOH
			   | |
			   CH₃ NH₂

		☆イソロイシン（Ile, I）	CH₃−CH₂−CH−CH−COOH
			    | |
			    CH₃ NH₂

		セリン（Ser, S）	HO−CH₂−CH−COOH
			    |
			    NH₂

		☆トレオニン（スレオニン）（Thr, T）	CH₃−CH−CH−COOH
			   | |
			   OH NH₂

		システイン（Cys, C）	HS−CH₂−CH−COOH
			    |
			    NH₂

		☆メチオニン（Met, M）	CH₃−S−CH₂−CH₂−CH−COOH
			       |
			       NH₂

		アスパラギン（Asn, N）	H₂N−C−CH₂−CH−COOH
			  || |
			  O NH₂

		グルタミン（Gln, Q）	H₂N−C−CH₂−CH₂−CH−COOH
			  || |
			  O NH₂

	芳香族アミノ酸	☆フェニルアラニン（Phe, F）	⬡−CH₂−CH−COOH
			    |
			    NH₂

		チロシン（Tyr, Y）	HO−⬡−CH₂−CH−COOH
			      |
			      NH₂

		☆トリプトファン（Trp, W）	CH₂−CH−COOH
			   |
			   NH₂

	イミノ酸	プロリン（Pro, P）	H₂C CH₂−CH−COOH
			     |
			  CH₂−NH

酸性アミノ酸		アスパラギン酸（Asp, D）	HOOC−CH₂−CH−COOH
			     |
			     NH₂

		グルタミン酸（Glu, E）	HOOC−CH₂−CH₂−CH−COOH
			       |
			       NH₂

塩基性アミノ酸		☆リシン（リジン）（Lys, K）	H₂N−CH₂−CH₂−CH₂−CH₂−CH−COOH
			           |
			           NH₂

		★アルギニン（Arg, R）	H₂N−C−NH−CH₂−CH₂−CH₂−CH−COOH
			  || |
			  NH NH₂

		☆ヒスチジン（His, H）	CH=C−CH₂−CH−COOH | | | N NH NH₂ \\ / CH

☆：必須アミノ酸　　★：準必須アミノ酸

α炭素に付く側鎖（R）によってさまざまな種類のアミノ酸に分類される．日本語の表記ではグルタミン酸とグルタミン，アスパラギン酸とアスパラギンのように紛らわしい名称が存在するため注意を要する．

グリシンはRが水素であり，α炭素は不斉炭素ではなく，立体異性体も存在しない．

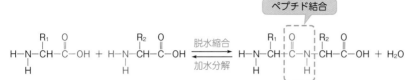

ペプチド結合

$$H-\underset{\underset{H}{|}}{N}-\underset{\underset{R_1}{|}}{C}H-\overset{\overset{O}{\|}}{C}-OH + H-\underset{\underset{H}{|}}{N}-\underset{\underset{R_2}{|}}{C}H-\overset{\overset{O}{\|}}{C}-OH \underset{\text{加水分解}}{\overset{\text{脱水縮合}}{\rightleftarrows}} H-\underset{\underset{H}{|}}{N}-\underset{\underset{R_1}{|}}{C}H-\overset{\overset{O}{\|}}{C}-\underset{\underset{H}{|}}{N}-\underset{\underset{R_2}{|}}{C}H-\overset{\overset{O}{\|}}{C}-OH + H_2O$$

アミノ酸同士はアミノ基とカルボキシ基が脱水縮合してペプチドを形成する．また，この結合を
ペプチド結合という．ペプチドはその分子の両端にアミノ基またはカルボキシ基が存在するた
め，さらに他のアミノ酸との結合が可能である．このようにして多くのアミノ酸が結合したもの
をポリペプチドと呼ぶ．

図3.3-2　ペプチド

もので，その際，水1分子が脱離する．このように水分子が離れることで結合が成されることを，**脱水縮合**と呼ぶ．2分子のアミノ酸がペプチド結合でつながったものを**ジペプチド**と呼び，結合するアミノ酸が10個以下のものを**オリゴペプチド**という．これよりアミノ酸の数が多い場合を**ポリペプチド**といい，タンパク質は約50以上のアミノ酸から成るポリペプチドである．

2 タンパク質の高次構造

タンパク質の性質は，アミノ酸のつながり方（アミノ酸配列）を含めて，その構造的な特徴に由来する．タンパク質の構造は一次から四次の段階に分けて説明され，二次構造から四次構造までをタンパク質の高次構造という（図3.3-3）．

|1| 一次構造

ペプチド結合によるアミノ酸の配列のことをいう．構成するアミノ酸の種類とその順序で決定される．

|2| 二次構造

ペプチド結合に含まれる$>C=O$に近接した$H-N<$の間の**水素結合**の影響で形成される立体構造のことで，αヘリックス構造（αらせん構造），βシート構造（ひだ状シート構造），ランダムコイル構造などがある．

❶ **αヘリックス構造**　3.6個のアミノ酸で1回転する右巻きのらせん構造であり，1本のペプチド鎖での$>C=O$と$H-N<$の規則的な水素結合によって安定化している（図3.3-4）．

❷ **βシート構造**　隣り合ったペプチド鎖間の$>C=O$と$H-N<$の間の水素結合により折り畳まれたシート状の構造となって安定化している（図3.3-4）．

❸ **ランダムコイル構造**　水素結合の不規則な発現のしかたで，ペプチド鎖がさまざまに折り曲げられてできたコイル構造．

|3| 三次構造

αヘリックスやβシート，ランダム構造をもったそれぞれのペプチド鎖が相互に影響し合って，より複雑な立体構造をとったものをいう．

ペプチド鎖同士に影響を与える結合には**水素結合**，**イオン結合***，**ジスルフィド結合***（**S-S結合**）などがある．

用語解説*
イオン結合

＋の電気を帯びた原子や原子団（陽イオン）と，－の電気を帯びた原子や原子団（陰イオン）との結合．水素結合より強い結合である．

用語解説*
ジスルフィド結合
（S-S結合）

分子中に含まれる硫黄同士が共有結合したもの．タンパク質の構造中にしばしばみられる．

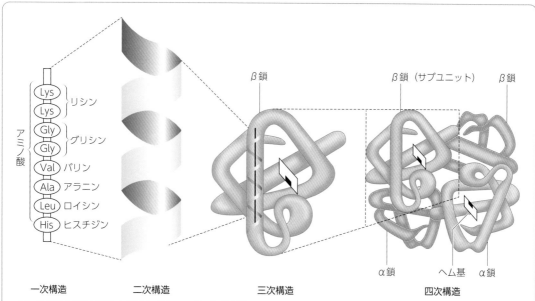

一次構造　　　　二次構造　　　　　三次構造　　　　　　四次構造

タンパク質の構造は高次の部分からみていくほうが理解しやすい．一番右の図は最もマクロな視点でみた構造である．よく
みると，四つの類似した単位構造からできていることが理解できる．この単位構造を**サブユニット**といい，全体を**四次構造**
と呼ぶ．
このサブユニットの一つに注目すると，管状の構造が複雑に折れ曲がっていることがわかる．これはペプチド鎖が相互に影
響し合うために起こり，これを**三次構造**と呼ぶ．
しかし，管の1本に注目すると規則正しい**αヘリックス構造**でできており，これを**二次構造**という．
αヘリックスの帯を伸ばしてみると，帯はアミノ酸が多数結合したものであり，その構造は結合するアミノ酸の配列で決定
される．この構造を**一次構造**と呼ぶ．

図3.3-3　タンパク質の構造のレベル（ヘモグロビンの構造を例に）

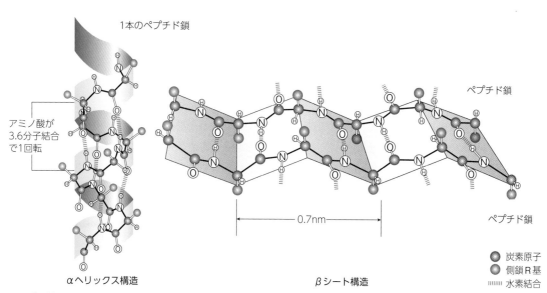

タンパク質の二次構造には，らせん状のαヘリックス構造や平板に近いβシート構造が存在する．

図3.3-4　タンパク質の二次構造

97

疎水性相互作用

　親水性の官能基や物質が多数を占めるような空間において，疎水性を示す物質や反応基が集合する傾向を疎水性相互作用という．日常の場面では，スープに浮かぶ油滴が見られる．本来は親水性のもの同士が集合化すべき弱い引力をもっているが，物質の集合のしかたによって，疎水性のもの同士が集合する形となり，引力を有する形で集合する現象を指す．タンパク質の立体構造が形成されるときも類似の相互作用が働く．

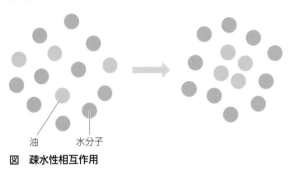

図　疎水性相互作用

| 4 | 四次構造

　一次構造～三次構造までを備えたタンパク質分子が2個以上集まって形成される構造をいう．

　四次構造を構成するタンパク質の単位を**サブユニット**と呼ぶ．ヘモグロビンの例では，α鎖というサブユニット2個とβ鎖というサブユニット2個の合計4個のサブユニットで構成される．

4　タンパク質の性質

　タンパク質に加熱，凍結，pHの変化など物理化学的な要因が加わると，タンパク質の高次構造が破壊されて，その性質が変化してしまう場合がある．これをタンパク質の**変性**という．変性には不可逆的変性と可逆*的変性があり，ゆで卵を冷やしても生卵に戻らないのは不可逆的熱変性の例である．

　タンパク質もまたアミノ酸と同様に両性電解質である．タンパク質を構成する酸性アミノ酸の側鎖（そくさ）（R）は中性およびアルカリ性の水溶液中では酸のように振る舞い，塩基性アミノ酸の側鎖（R）は中性および酸性の溶液中では塩基性物質のように振る舞うため，両性電解質としての性質をもつ．

　タンパク質は水溶液中において，分子の周囲に水分子が結合した**親水コロイド**という形で存在する．したがってタンパク質は，温度を上げると結合した水分子が減少し，溶解度が低下する．さらに温度を上げると，多くのタンパク質は構造が壊れて変性する．

用語解説 *

可　逆

状況を逆にしたとき，反応や変化もまた逆の方向に進みうること．

表3.3-2　機能によるタンパク質の分類

名　称	機　能
酵素タンパク質	生化学反応の際の触媒活性をもつタンパク質
輸送タンパク質	血漿中で物質と特異的に結合し，臓器間を輸送する．リポタンパク質（脂質輸送），トランスフェリン（鉄輸送），セルロプラスミン（銅輸送），ヘモグロビン（酸素や二酸化炭素）など
貯蔵タンパク質	フェリチン（鉄貯蔵）など
収縮性タンパク質	骨格筋の収縮系や他の細胞の収縮系において機能する．アクチン，ミオシンなど
構造タンパク質	コラーゲン（腱・軟骨・皮膚），エラスチン（靱帯），フィブロイン（絹繊維）など
防御タンパク質	免疫グロブリン（細菌，ウイルスなどほかの生物種からの防御），インターフェロン（抗ウイルス作用），フィブリノゲン，トロンビン（血液凝固）など
調節タンパク質	インスリン（糖代謝）など

タンパク質の分類はさまざまな方法があるが，機能による分類は臨床的な価値が高い．これから学習する事柄の多くがタンパク質の機能と関わっていることがわかる．

5　タンパク質の種類

　タンパク質には，アミノ酸のみで構成される**単純タンパク質**と，糖・脂質などと結合して働く**複合タンパク質**，変性あるいは部分的に加水分解した**誘導タンパク質**がある．

　タンパク質は生体における機能から，酵素タンパク質，輸送タンパク質，貯蔵タンパク質，収縮性タンパク質，構造タンパク質などのように分類できる．主なタンパク質の機能的分類を表3.3-2に示す．

2　タンパク質・アミノ酸の役割と概要

　タンパク質は細胞の構造を維持したり，物質の運搬を行ったり，酵素としてさまざまな反応を触媒したりする，生命現象に欠くことのできない物質である．**アミノ酸**は新たなタンパク質の合成に使われるほか，生理活性アミン*（アドレナリンなどのカテコールアミン*，ヒスタミンなど）や，ヌクレオチドやヘムなどの窒素を含む化合物の合成に利用される（➡p.106参照）．また，飢餓（絶食）や糖尿病などで糖質がエネルギー源として利用できないときは，筋肉のタンパク質が分解され，生じたアミノ酸が肝臓での糖新生やケトン体産生の材料として使われる（図3.3-5）．

用語解説*

生理活性アミン

アミノ酸は脱炭酸によって一級アミンを生じる．生成するアミンは，強い生理活性を示すものがあり，生理活性アミンと呼ばれる．カテコールアミン，セロトニン，ヒスタミンなどがある．

用語解説*

カテコールアミン

アドレナリン，ノルアドレナリン，ドパミンは，カテコールアミンと総称される．副腎髄質や中枢神経，交感神経でチロシンから合成され，ホルモンまたは神経伝達物質として作用する．

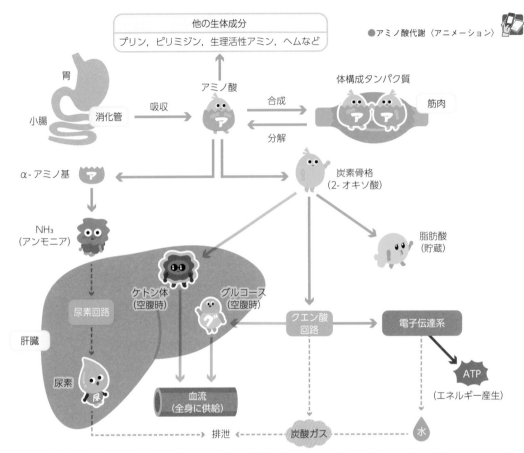

●アミノ酸代謝〈アニメーション〉

アミノ酸の代謝の経路を押さえるとともに，最終的な生成物と排泄経路もしっかり理解しよう．生体内での代謝全体については，p.46-47 図解参照．

図3.3-5　アミノ酸代謝の概要

3 タンパク質の消化と吸収

1 胃での消化 （図3.3-6）

　タンパク質を含む食物は，口腔内で噛み砕かれたあと胃に送られる．胃では胃酸が分泌されており（pHは 1 〜 2），この酸によってタンパク質は変性する．さらに，酸性条件で活性化される消化酵素**ペプシン** *の作用によって部分的にペプトンにまで加水分解される．胃酸は胃壁の壁細胞から分泌される．消化酵素ペプシンは，胃の主細胞から不活性型であるペプシノーゲンとして分泌され，胃酸と活性型のペプシンの働きによって不活性型タンパク質の一部が切り取られ，活性型のペプシンとなる．

> **用語解説** *
> **ペプシン**
> 脊椎動物の胃液に含まれる代表的な消化酵素で，タンパク質を加水分解する．最適pHは約 2 である．

2 十二指腸での消化，小腸での消化

　胃でペプシンによって部分的に分解されたペプトン（**ポリペプチド**）は十二

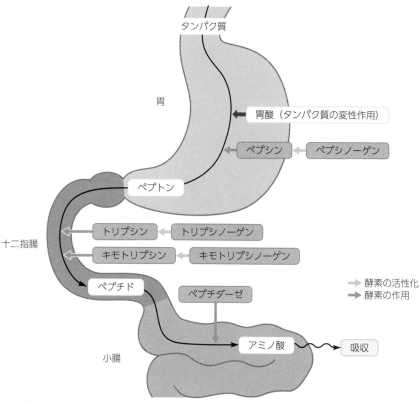

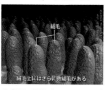

コンテンツが視聴できます（p.2参照）

●小腸の構造〈アニメーション〉

➡ ペプチドについては，3-3章1節3項p.94参照．

それぞれの消化器官でタンパク質がどのように変化していくのかを，そこで働く酵素とともに理解しよう．

図3.3-6　タンパク質の消化と吸収

指腸に送られる（**図3.3-6**）．十二指腸では膵液中に含まれる**トリプシン**[*]，**キモトリプシン**[*]などの消化酵素によってアミノ酸数の少ない**ペプチド**にまで消化される．

　これらの酵素は中性で活性を示す．腸管内では胃酸は膵液中に含まれる炭酸水素ナトリウム（$NaHCO_3$）によって中和され，これらの酵素が働きやすい環境になっている．トリプシン，キモトリプシンは，膵臓からそれぞれトリプシノーゲン，キモトリプシノーゲンという不活性型で分泌され，腸管内でタンパク質分解酵素の作用を受けて活性化される．

　アミノ酸数の少ないペプチドは，さらに小腸粘膜上にある種々の**ペプチダーゼ**[*]によって分解されながら吸収され，門脈を通って肝臓に送られる．

用語解説[*]

トリプシン，キモトリプシン

タンパク質を加水分解する酵素で，膵液に含まれる．

用語解説[*]

ペプチダーゼ

ペプチドをアミノ酸までに加水分解する酵素．

4　アミノ酸の代謝

　タンパク質の分解によって生成するアミノ酸は，**アミノ基**（$-NH_2$）と**炭素骨格**[*]から成る化合物である．細胞内でアミノ酸はタンパク質の合成に利用されるほか，他の生体成分の合成にも用いられる．余分なアミノ酸はエネル

ギー源として分解されるか，糖や脂肪酸の合成に使われる．**必須アミノ酸**（➡ p.95参照）は体内で合成できないが，他のアミノ酸は体内で合成される．ここではそのようなアミノ酸の分解と合成の経路について述べる．

アミノ酸の分解は，大きくアミノ基の代謝と残りの炭素骨格の部分の二つに分けて行われる．

1 アミノ基の転移と酸化的脱アミノ反応

アミノ酸のアミノ基を取り除く反応は，アミノ基の転移反応と呼ばれる．この反応は**アミノトランスフェラーゼ***（トランスアミナーゼ，**アミノ基転移酵素**）という酵素によって，一つのアミノ酸のアミノ基が2-オキソグルタル酸（α-ケトグルタル酸）に移されて，2-オキソ酸（アミノ酸の炭素骨格部分，α-ケト酸ともいう）とグルタミン酸ができる反応である（図3.3-7）．グルタミン酸はグルタミン酸脱水素酵素の作用で酸化的脱アミノ反応を受け，2-オキソグルタル酸とアンモニアになる．ここで生じたアンモニアは最終的に肝臓にある**尿素回路**と呼ばれる代謝系に入る．

2 尿素回路

尿素回路は，人体にとって有毒な**アンモニア***を無毒な**尿素***に変換する，肝臓にのみ存在する代謝系である．

アミノ基の代謝によって発生するアンモニアは毒性が強いため，血液中をそのままの形では運ぶことができない．そこで各組織では，発生するアンモニア

用語解説*
アミノ酸の炭素骨格
アミノ酸のアミノ基以外の部分．アミノ酸は，アミノ基を失って2-オキソ酸となる．2-オキソ酸の骨格は，炭素-炭素結合でできているため，炭素骨格と称する．

用語解説*
アミノトランスフェラーゼ
アミノ酸のアミノ基を2-オキソ酸に転移する酵素の総称．ビタミンB6誘導体（ピリドキサールリン酸）を補酵素とする．代表的なものにAST（GOT）やALT（GPT）があり，心筋梗塞や急性肝炎時に血清中に著しく増加するために，臨床検査の一つとして広く使われている（➡p.44 表2-2参照）．

用語解説*
アンモニア
窒素と水素の化合物．アンモニアは体内ではアンモニウムイオン（NH_4^+）として存在することが多いが，高アンモニア血症に陥ると遊離NH_3が血液脳関門を通過して脳に移行し，細胞毒性を示す．

用語解説*
尿 素
NH_2CONH_2の構造をもつ化合物．

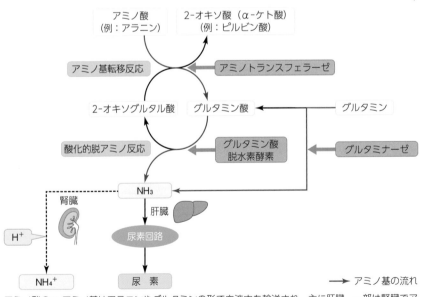

アミノ酸のα-アミノ基はアラニンやグルタミンの形で血液中を輸送され，主に肝臓，一部は腎臓でアンモニアに変換されて処理される．2-オキソグルタル酸はクエン酸回路の中間体である（➡p.63 図3.1-12参照）．

図3.3-7　アミノ基を排出する反応

をいったん**グルタミン***や**アラニン**に変えて肝臓に運び，尿素回路によって毒性の低い尿素に変えて血液中に放出する．つまり尿素回路は，アンモニアを除くための代謝系である．なおグルタミンの一部は腎臓に送られ，アンモニアを生成する．そして，腎臓で生じた水素イオン（H^+）と結合し，アンモニウムイオンとなって尿中に排泄される．

また，尿素回路の五つの酵素すべてに遺伝的欠損症が知られている（図3.3-8）．すべて，尿素が正常に生成できないために，血液中のアンモニア濃度が高くなること（先天性高アンモニア血症）が特徴で，中枢神経症状や，けいれん，運動失調などを伴い，重症な場合は死に至る．また，肝硬変などの疾患によって肝機能が低下して**高アンモニア血症**になることもある（後天的原因による高アンモニア血症）．

用語解説*
グルタミン

グルタミン酸とアンモニアが結合して，グルタミンを生じる．通常の組織では生じたアンモニアをグルタミンの形にして肝臓に運ぶ．ただし，筋肉ではアラニンの形にして肝臓に運ぶ経路もある（➡p.105 図3.3-10参照）．

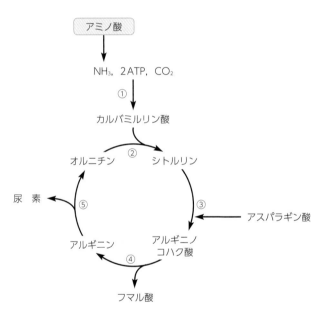

酵　素	欠損症
①カルバミルリン酸合成酵素	高アンモニア血症Ⅰ型
②オルニチントランスカルバミラーゼ	高アンモニア血症Ⅱ型
③アルギニノコハク酸合成酵素	シトルリン血症
④アルギニノスクシナーゼ	アルギニノコハク酸尿症
⑤アルギナーゼ	高アルギニン血症

アミノ酸の代謝で発生したアンモニアは尿素回路で無毒な尿素に変えられる．尿素回路の酵素の欠損によって血中のアンモニア濃度が高くなる先天性代謝異常が知られている（①～⑤）．

図3.3-8　尿素回路

3 炭素骨格の代謝

　アミノ酸からアミノ基が失われた残りの部分，つまり炭素骨格（2-オキソ酸）の構造はそれぞれのアミノ酸の種類によって異なる．したがってアミノ酸ごとに別々の代謝を受けるのであるが，最終的にはクエン酸回路に入って水と二酸化炭素に分解されるか，糖や脂肪酸に合成される．図3.3-9に示したように，アミノ酸はさまざまな中間体からクエン酸回路に入るが，入り方によって大きく二つのグループに分けることができる．

1 糖原性アミノ酸の代謝

　一つのグループはピルビン酸，オキサロ酢酸，2-オキソグルタル酸などを経由するアミノ酸で，通常これらはATPを産生するが，空腹なときは糖を新たに作る代謝経路（糖新生）に入っていく（➡p.66 図3.1-15参照）．これらのグルコース（ブドウ糖）になれるアミノ酸を**糖原性アミノ酸**という．

2 ケト原性アミノ酸の代謝

　一方，アセチルCoAを経由するアミノ酸は，グルコースに変えることができないため，空腹なときはケトン体の合成に使われる．これらのアミノ酸を**ケ**

➡ ケトン体の合成については，3-2章5節p.83参照.

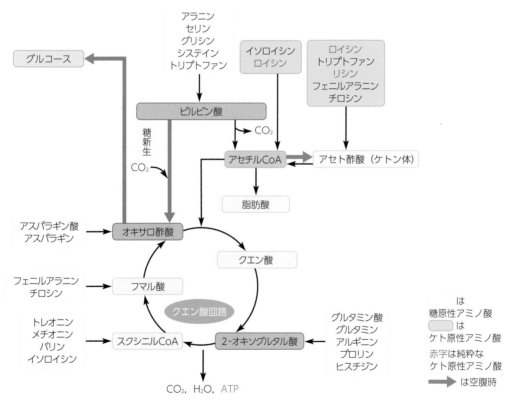

炭素骨格は通常クエン酸回路に入り，ATPを産生する．しかし，空腹なとき（━━➤）は，糖原性アミノ酸はグルコースを，ケト原性アミノ酸はケトン体（アセト酢酸）を生じる．

図3.3-9　アミノ酸の炭素骨格の代謝

ト原性アミノ酸という．この中で純粋なケト原性アミノ酸はロイシンとリシンで，他のアミノ酸は一部が他のクエン酸回路中間体に変化するため，ケト原性であると同時に糖原性のアミノ酸でもある（表3.3-3）．

4 グルコース-アラニン回路

グルコース-アラニン回路は，絶食時や激しいスポーツをしたときに，骨格筋のタンパク質を利用して，エネルギー源として新たにグルコースを作り出すしくみである（図3.3-10）．筋肉のタンパク質が分解されるとアミノ基は，グルタミン酸（➡p.102 図3.3-7参照），さらにアラニンアミノトランスフェラーゼ*の作用によってアラニンへと渡される．アラニンは血管を通って肝臓に運ばれ，脱アミノ化されてピルビン酸に変換される．ピルビン酸から作られるグルコースは血流によって筋肉へ運ばれる．

一方，アミノ基を受け取って生成したグルタミン酸はグルタミン酸脱水素酵素の作用でアンモニアを放出する．アンモニアは尿素回路によって尿素となり，血液中に放出される（➡p.103 図3.3-8参照）．

> 用語解説*
> **アラニンアミノトランスフェラーゼ**
>
> アミノトランスフェラーゼの一つ．ALT（GPT）のこと．アラニンと2-オキソグルタル酸からピルビン酸とグルタミン酸を生成する．ALTは肝臓に最も多く存在するが，筋肉にも存在する．

表3.3-3 **糖原性アミノ酸とケト原性アミノ酸**

糖原性	グリシン，アラニン，セリン，システイン，アスパラギン酸，アスパラギン，グルタミン酸，グルタミン，プロリン，ヒスチジン，アルギニン，メチオニン，トレオニン，バリン
糖原性およびケト原性	イソロイシン，フェニルアラニン，チロシン，トリプトファン
ケト原性	ロイシン，リシン

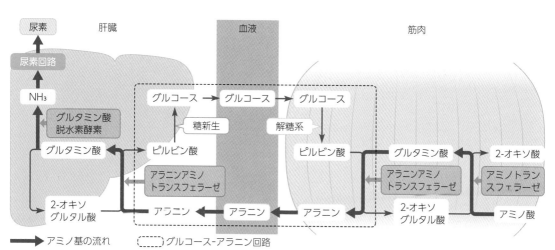

筋肉タンパク質が分解されてできたアミノ酸に由来するアミノ基は，アミノトランスフェラーゼとアラニンアミノトランスフェラーゼの作用でグルタミン酸を経由して，アラニンの形となって血液中に放出される．アラニンは肝臓でアラニンアミノトランスフェラーゼの作用によりピルビン酸に戻される．この反応で生成したグルタミン酸はグルタミン酸脱水素酵素の作用で酸化的脱アミノ反応を受けて，アンモニアを生成し，これは尿素回路で処理されて尿素となって排泄される．一方，ピルビン酸は糖新生によってグルコースに変換され，新たなエネルギー源になる．

図3.3-10 **グルコース-アラニン回路**

5 アミノ酸のその他の使われ方

アミノ酸からはさまざまな生体成分が合成される（図3.3-11）．ここでは代表的なものについてまとめた．

a プリン塩基とピリミジン塩基

核酸の成分である**プリン塩基**と**ピリミジン塩基**はアミノ酸（グリシン，アスパラギン酸，グルタミン）を主な材料にして作られる．

b ポルフィリン

赤血球のヘモグロビンや，細胞内の電子伝達系の**シトクロム**[*]の成分である**ヘム**[*]は**ポルフィリン**という分子を基本構造としてもっている．このポルフィリンの合成にはグリシンが材料として使われる．

c 生理活性アミン

生理活性アミンとは微量で生理活性を示すアミン類のことである．

ヒスチジンからはアレルギー反応や毛細血管拡張，胃酸分泌促進などの生理作用をもつ**ヒスタミン**[*]が合成される．チロシンからは**アドレナリン，ドパミン**などのカテコールアミンが合成され，トリプトファンからは**セロトニン**が合成される．これらはホルモンまたは神経伝達物質として作用する．

d ホルモン・補酵素など

甲状腺ホルモンの**チロキシン**や，皮膚色素である**メラニン**はチロシンから作られる．酸化還元酵素の補酵素として使われる**ニコチンアミドアデニンジヌクレオチド（NAD$^+$）やニコチンアミドアデニンジヌクレオチドリン酸（NADP$^+$）**はトリプトファンから作られる．

用語解説[*]
シトクロム
生体細胞内のタンパク質．ミトコンドリアの電子伝達系や小胞体での解毒反応（薬物代謝反応）に関わっている．

用語解説[*]
ヘ　ム
ヘムは，2価の鉄イオンとポルフィリンから成る．酸素分子は，ヘモグロビンのヘムの鉄イオンに結合する．また電子伝達系では，シトクロムのヘムの鉄イオンが電子の受け渡しをする．

用語解説[*]
ヒスタミン
通常は肥満細胞などに貯蔵されているが，なんらかの刺激で過剰に放出されると，気管支喘息，アレルギー性鼻炎，蕁麻疹（じんましん）やアナフィラキシー症状を起こす．

plus α
パーキンソン病
パーキンソン病では，中脳の黒質という部位にある神経伝達物質「ドパミン」が減少することで，運動がうまくできなくなる．手足の動かしにくさ，ふるえ，こわばりなどの症状を示す進行性の神経難病である．一般的に60歳以上で発症し，高齢者100人当たり1人と多く，日本には20万人以上の患者がいる．

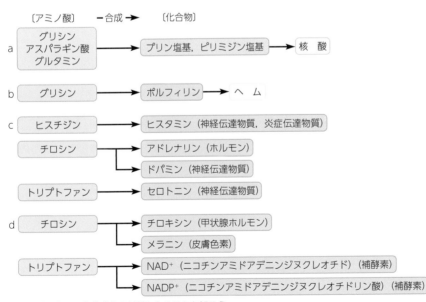

アミノ酸は多くの生体成分の材料になることを知ろう．

図3.3-11　アミノ酸から他の化合物への合成

アミノ酸代謝と先天性代謝異常

アミノ酸は生体にとって必要不可欠なもので，さまざまな生体成分の代謝経路に関係している．それぞれの代謝経路は酵素反応によって進められているため，酵素が不足していたり，あるいは先天的に欠損していると，特定の代謝反応が行われず障害が起こることになる．先天性代謝異常とは遺伝子の異常によって起こる代謝疾患のことで，アミノ酸代謝に関しても多くの先天性代謝異常があり，前述の尿素回路やフェニルアラニンの代謝でよく知られている．先天性代謝異常については7章にまとめた.

---

6 ヘムの生合成とビリルビンの代謝

1 ヘモグロビン

1 ヘモグロビンとは

ヘモグロビン（Hb）は赤血球に含まれるタンパク質（血色素）で，主な働きは肺で酸素と結び付いて動脈を通じて組織へ酸素を供給し，組織では代謝によって生じた二酸化炭素と結合し静脈を通じて肺へ運搬することである．酸素と結合したヘモグロビンは鮮やかな赤色だが，酸素を放出したヘモグロビンは紫がかった赤色になる．これが動脈血と静脈血の色の違いとなる.

2 ヘモグロビンの構造

ヘモグロビンは4個のサブユニットから構成されている．正常成人のヘモグロビンは主にHbAである．これは，アミノ酸配列が異なる2種のグロビンαとβが，それぞれ二つずつから成る四量体で，ヘムという赤色の化合物が各ポリペプチド鎖に1個ずつ結合している（➡p.97 図3.3-3参照）.

ヘムは環状化合物のポルフィリンと2価の鉄イオン（Fe^{2+}）1個から成る化合物である（図3.3-12）．ヘムの鉄イオンは1個の酸素分子と結合できるため，1個のヘモグロビン分子で4個の酸素分子を運搬することができる．二酸化炭素はヘムではなく，グロビンに結合して運ばれる.

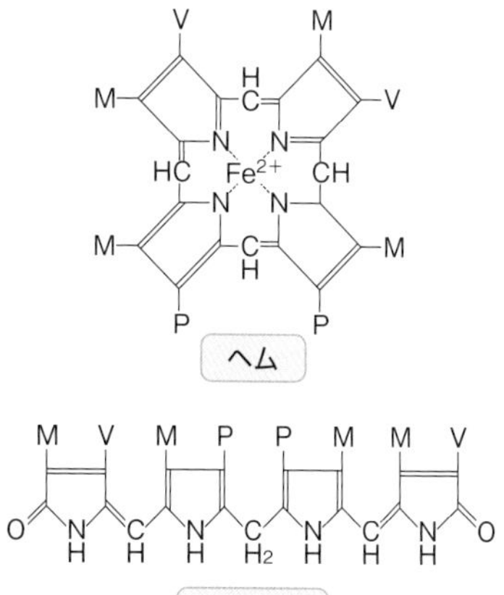

ヘム

ビリルビン

M：$-CH_3$
V：$-CH=CH_2$
P：$-CH_2-CH_2-COOH$

図3.3-12 **ヘムとビリルビン**

2 ヘムの生合成

ヘムは全身で合成することができるが，主には骨髄（赤芽球）と肝臓で合成される．クエン酸回路の中間体のスクシニルCoAとグリシンからポルフィリンが合成され，最後に鉄イオンと結合してヘムが完成する．骨髄で合成されたものはヘモグロビンに，肝臓で合成されたものは薬物代謝酵素の**シトクロムP-450**[*]などのシトクロム類やカタラーゼなどに利用される．その合成には

ミトコンドリアが関係するため，成熟した赤血球では合成されることはない．

ヘム合成系の障害があるために起こる病気をポルフィリン症といい，原因の違いにもよるが急性腹症（急激な腹痛），赤色尿，光線過敏症が主な症状である．

3 ヘムの分解とビリルビンの代謝 (図3.3-13)

ビリルビン（図3.3-12）は胆汁中に含まれる色素（胆汁色素ともいわれる）で黄橙色をしている．ビリルビンは赤血球の中のヘモグロビンが壊れてできるもので，生成は脾臓における古い赤血球の破壊に始まる．

1 ヘムの分解

赤血球の寿命は約120日で，老化した赤血球は主に脾臓のマクロファージに取り込まれ破壊される．破壊された赤血球のヘモグロビンはヘムとグロビンに分離され，グロビンはタンパク質分解酵素によってアミノ酸に分解される．ヘムの鉄は造血に再利用され，ポルフィリンはビリルビンとなる．

2 ビリルビンの代謝

ビリルビンは水に溶けにくい化合物で，血液中ではアルブミンと結合し肝臓に運ばれる（これを非抱合型あるいは**間接ビリルビン**という）．ビリルビンは肝臓でグルクロン酸と結合（グルクロン酸抱合）して，可溶性のビリルビンジグルクロニド（これを抱合型あるいは**直接ビリルビン**という）になり胆管に放出される．直接ビリルビンは胆汁成分として十二指腸に出され，腸内細菌の作用で**ウロビリノーゲン**となり便中に排泄される．ウロビリノーゲンの一部は腸

用語解説 *

シトクロムP-450

脂溶性の低分子化合物をヒドロキシ化する（化学物質に－OH基を付ける）酵素である．その作用する物質は，ビリルビンやステロイドホルモンのような生体物質のほかに，体内に取り込まれた薬物や環境汚染物質など多岐にわたる．肝臓の小胞体に多く存在する．シトクロムP-450によって付加されたヒドロキシ基にグルクロン酸が結合することで，難溶性化合物は水溶性となり，体外に排出される．

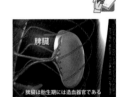

●脾臓の構造と機能〈アニメーション〉

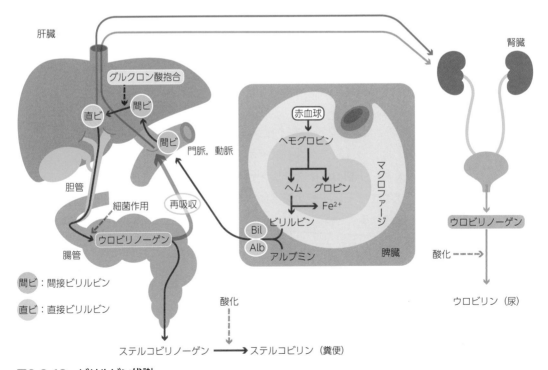

間ビ：間接ビリルビン

直ビ：直接ビリルビン

図3.3-13　ビリルビン代謝

二酸化炭素の運搬

組織で発生する二酸化炭素の大部分は，グルコースを分解する代謝系によって生じる．この二酸化炭素の一部はヘモグロビンと結合して肺に運ばれるが，大部分は二酸化炭素（CO_2）や炭酸水素イオン（HCO_3^-）として，血液に溶けた形で肺まで運ばれる．二酸化炭素と炭酸水素イオンには，血液のpHを一定に保つ重要な働きがあり，弱い酸性を示す二酸化炭素は血液のアルカリ性を中和する．また血液中の酸（H^+）は，腎臓による尿中への排出や炭酸水素イオンによる中和によって処理される．

管から再吸収され，門脈を通じて再び肝臓へ送られ（**腸肝循環**），最終的には尿中に排泄される．排泄されたウロビリノーゲンは空気に触れると酸化され，黄色の**ウロビリン**（尿の色）や褐色の**ステルコビリン**（便の色）となる．

4 ビリルビンの臨床的な意義

1 ビリルビンを測る血液検査

肝機能を調べるための血液検査では，ビリルビン全体の量を表す**総ビリルビン**（T-Bil）を測定する．総ビリルビン＝直接ビリルビン（D-Bil）＋間接ビリルビン（I-Bil）の関係が成り立ち，通常は総ビリルビンと直接ビリルビンを測定することで，間接ビリルビンの量を算出する．間接ビリルビン，直接ビリルビンのどちらが多いかを知ることによって，ビリルビンの代謝過程や肝臓や胆道の疾患の可能性を診断することができる．例えば赤血球の破壊が進みすぎて間接ビリルビンが増加した場合（**溶血性黄疸**）や，胆石やがんなどのさまざまな疾患によって肝臓からビリルビンが排出できなくなって直接ビリルビンが血液に逆流した場合（**閉塞性黄疸**）などがある．

2 黄疸とビリルビン

血中の総ビリルビン濃度が高くなった状態を高ビリルビン血症という．総ビリルビン量が高くなり眼球結膜や皮膚が黄色くなる症状を**黄疸**と呼ぶ．

多くの新生児は生後数日で**新生児黄疸**と呼ばれる黄疸になる．これは，新生児期に胎児型ヘモグロビン（HbF）が大量に破壊されることやビリルビンの代謝が未熟であることなどによる．間接ビリルビンは脂溶性のため，比較的容易に脳に移行し，核黄疸と呼ばれる脳性麻痺を起こすことがある．

3 抗酸化物質としてのビリルビン

一方，適正濃度のビリルビンは，ビタミンEなどと同じく，**活性酸素**などの酸化ストレスから細胞を守る抗酸化物質として機能する重要な物質である．抗酸化物質には，これらの他にビタミンC，β-カロテン（ビタミンA），グルタチオン，尿酸などがある．活性酸素は，生体に障害を与える危険な性質をもっ

ているが，体内ではその強い酸化力を巧みに利用する例が知られている．例えば，白血球の一種である好中球やマクロファージは，体内の異物を取り込んで分解している．このとき，取り込んだ細菌を殺すのに活性酸素を使っている．

糖尿病の検査にも役立つヘモグロビン

　高血糖状態が長期間続くと，血液中のグルコースは周囲のタンパク質と化学反応を起こして結合する．ヘモグロビン（Hb）とグルコースが結合し，糖尿病と密接な関係をもつものをグリコヘモグロビン（HbA1c）という．赤血球の寿命はおよそ120日（4カ月）で，赤血球はこの間ずっと体内を巡って，血液中のグルコースと少しずつ反応していく．血糖値が高いほど結合反応が促進され，HbA1cも増えていく．赤血球は毎日1/120ずつ新しいものと古いものが入れ替わり，1〜2カ月で約半分の量の赤血球が入れ替わる．そのため，全体としてのHbA1cの値は，平均的な赤血球の寿命の半分に当たる期間の血糖値を反映することになり，血液検査をすると，最近1〜2カ月の血糖の状態を推定できることになる．

活性酸素

　反応性の高い酸素分子種を活性酸素という．代表的な活性酸素にスーパーオキシドや過酸化水素，ヒドロキシラジカル，一重項酸素などがある．活性酸素は，非常に不安定で，強い酸化力をもつ．生体内では主にミトコンドリアで作られ，激しいスポーツ，喫煙，加齢，ストレス，紫外線，放射線などで発生が増え，タンパク質・脂質・核酸などを酸化してしまう．このため，がんや生活習慣病，老化など，さまざまな病気の原因であるといわれている．ヒトなどの呼吸する生き物は，すべて呼吸によって酸素を消費するときに活性酸素を発生させており，それをスーパーオキシドジスムターゼのような酵素によって分解している．

臨床場面で考えてみよう　ビリルビン

「血液検査にある直接ビリルビンの直接とは何ですか？」と患者さんから質問された．

　血清ビリルビンには検出試薬とすぐに反応する直接ビリルビンと，反応促進剤を必要とする間接ビリルビンがある．直接ビリルビンは水溶性であるため，検出試薬と容易に反応する．しかし間接ビリルビンは不溶性のため，そのままでは検出試薬と反応しない．そこで血清にメタノールなどを加えて間接ビリルビンを可溶化すると，直接ビリルビンと間接ビリルビンの合計である総ビリルビンが測定できる．ビリルビンの測定は，各種の肝疾患の診断と黄疸の鑑別に重要であることを伝えよう．

臨床場面で考えてみよう 活性酸素

「活性酸素って身体に悪いの？」と母から聞かれた．

酸素分子種の中でも反応性が高いものを活性酸素と呼ぶ．体内に過剰な量の活性酸素があると，がんや老化などにつながり，その意味では身体に悪いといえる．アンチエイジングのサプリメントにも，抗酸化作用をうたったものが多く見られる．

しかし，私たちは酸素呼吸をしてエネルギーを得ている以上，活性酸素と無縁な生活を送ることはできない．幸いにも，私たちの身体は，生命活動の過程で発生した活性酸素を除去するしくみをもっている．また，ビタミンC，ビタミンE，ポリフェノールなどの抗酸化物質を食品から摂取することもできる．

ただし，これで安心してよいわけではない．活性酸素の発生を少なくする生活を心掛けることも重要である．例えば，喫煙は体内に活性酸素を増加させると考えられている．また，紫外線を浴びすぎると皮膚で活性酸素が発生し，しみやしわなどの肌の老化につながる．

活性酸素のすべてが悪いというのは言いすぎで，私たちの身体は，活性酸素を積極的に作り出して殺菌などに利用している．活性酸素を作る酵素の機能が低下すると，感染症を繰り返すことにもつながる．したがって，本来は私たちの身体にとって必要なものである．ただ，量が多すぎると有害作用が現れることを理解してもらおう．

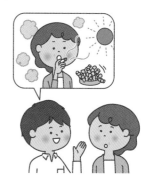

📎 **重要用語**

タンパク質	炭素骨格	糖原性アミノ酸	グリコヘモグロビン
アミノ酸	アミノトランスフェラーゼ	ケト原性アミノ酸	（HbA1c）
ペプチド	（トランスアミナーゼ）	グルコース-アラニン回路	ビリルビン
タンパク質の高次構造	尿素回路	アラニンアミノトランス	間接ビリルビン
ペプシン	アンモニア	フェラーゼ	直接ビリルビン
トリプシン	尿素	先天性代謝異常	黄疸
キモトリプシン	高アンモニア血症	ヘモグロビン（Hb）	
ペプチダーゼ	BUN（血中尿素窒素）	ヘム	

3-4 核酸・ヌクレオチドの代謝

こんなところに生化学！

プリン体と痛風 編

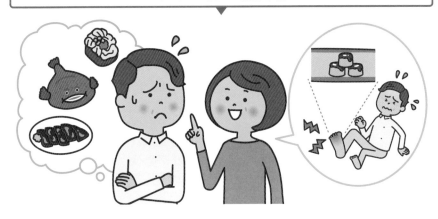

　広告代理店に勤務するKさんは，先日痛風と診断され，医師からレバーなどのプリン体を多く含む食品は控えるよう指導を受けた．しかし，そもそもなぜ痛風のときはプリン体を摂りすぎるといけないのだろうか？疑問に思ったKさんは，看護師の友人であるLさんに聞いてみた．Lさんはどう説明するとよいだろうか？

　プリン体は，アデニンやグアシンなどといった核酸を構成する成分である．細胞内で代謝され，最終的には尿酸となって尿中に排泄されるが，尿酸の生成量が多すぎると，血液中にたまってしまう．これが結晶化し，痛風の原因となるのである．プリン体は核酸の構成成分のため，細胞数の多い食品や組織に多く含まれる．このため，痛風のときはレバーや白子などの食品は控えるよう勧められるのである．

　根拠をしっかりと理解できたKさんは，食生活改善に取り組むことを約束した．普段よく耳にする話題でも，実は生化学が深く関わっているかもしれない．

学習目標

◍ 核酸の基本構造と性質を理解し，これに関連する生命活動について知る．

◍ ヌクレオチドの代謝がどのように行われるのか，全体の流れを把握し，病気との関係も理解する．

◍ ヌクレオチドの代謝は，多くの抗がん薬や免疫抑制薬の作用と深い関係があることを理解する．

1 核酸とヌクレオチド

1 核酸とは何か

　核酸（nucleic acid）は，最初に細胞中の核から分離された物質である．構造中にリン酸を含む酸性物質であることからこの名称を得た．核酸は核だけでなく細胞質にも存在し，核酸の働きで酵素や生体タンパク質などが作られる．また単にタンパク質の化学構造に関わるだけでなく，生体の機能や特徴を，次の世代の子や細胞に伝達すること（遺伝）も行う．したがって，核酸は生命活動の中心的な物質であるといえる．

　核酸は，後述する**ヌクレオチド**が多数結合した高分子物質（ポリマー）であり，分子量は1万程度から数百億に及ぶ．最小の単位（モノマー）であるヌクレオチドは，窒素を含む有機性の塩基と五炭糖およびリン酸を含む物質である．リン酸はエステル結合で他のモノマーと結合し，ポリマーを形成する．五炭糖には2種類あり，含む糖によって核酸は2種類に分類される．すなわち，リボースという五炭糖を含む**リボ核酸**（**RNA**）と，リボースの2番目の炭素についていた酸素が欠落した形のデオキシリボースを含む**デオキシリボ核酸**（**DNA**）である（図3.4-1）．

　これら2種類の核酸は構造が違うだけでなく役割も異なっている．DNAは，遺伝情報を核内に保存しており，細胞が分裂するごとに次の細胞へ情報を伝えていく．また，生殖によって，雌雄の異なった個体の情報，つまり精子のもつDNAと卵子のもつDNAから新たな個体のDNAが再編成される．これに対しRNAは，DNAから情報を写し取り，細胞内のタンパク質合成工場であるリボソームへ情報を送り，タンパク質という形で遺伝情報を具体化する働きをもつ．

　核酸には一般に複数種の塩基が含まれており，大別すると**プリン塩基**[*]と**ピリミジン塩基**[*]がある．プリン塩基としてはアデニンとグアニン，ピリミジン塩基としてはウラシル，シトシンおよびチミンがある．ただし，ウラシルはRNAにのみ，またチミンはDNAにのみ含まれる．

用語解説[*]
プリン塩基

アンモニアに代表されるように，窒素の化合物は塩基性を示すことが多い．プリン塩基もその一つで，プリン環という窒素原子を含む六角形と五角形の環状構造から成る．

用語解説[*]
ピリミジン塩基

窒素を含む塩基の一つでピリミジン環という窒素を含む六角形の構造から成る．

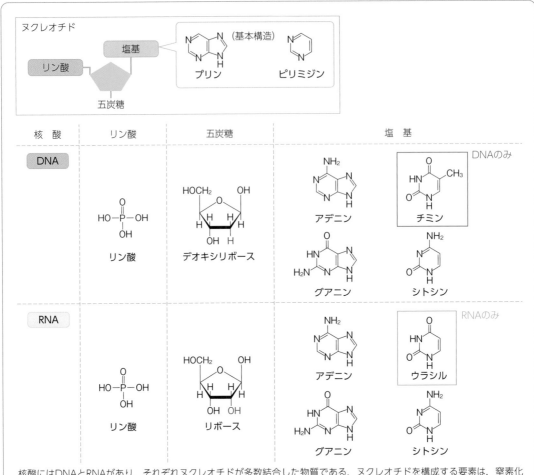

図3.4-1　**核酸の構成要素**

核酸にはDNAとRNAがあり，それぞれヌクレオチドが多数結合した物質である．ヌクレオチドを構成する要素は，窒素化合物でできたプリンおよびピリミジンの塩基と五炭糖，リン酸である．DNAとRNAの構成の違いは糖以外に塩基のチミンとウラシルについてもみられる．

2 ヌクレオシドとヌクレオチド

ヌクレオシドは塩基と五炭糖とが*N*-*β*-グリコシド結合*したものである．さらに，ヌクレオシドにリン酸がエステル結合したものを**ヌクレオチド**と呼ぶ．結合している糖によってリボ，あるいはデオキシリボを接頭語として付け加えて区別し，デオキシリボヌクレオチドなどのように呼ぶ．デオキシリボヌクレオチドはDNAの合成材料である．

1 アデノシン三リン酸（ATP）

アデニンにリボースが結合したヌクレオシドをアデノシンと呼ぶ．さらにリン酸が1個結合したヌクレオチドは，アデノシン一リン酸（AMP）またはアデニル酸という．アデノシンにリン酸が2個あるいは3個結合したものはアデノシン二リン酸（ADP），**アデノシン三リン酸**（**ATP**）と呼ぶ（図3.4-2）．

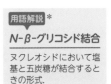

用語解説 *
N-β-グリコシド結合

ヌクレオシドにおいて塩基と五炭糖が結合するときの形式．

コンテンツが視聴できます（p.2参照）

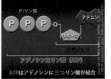

●エネルギーの発生と貯蓄のしくみ〈アニメーション〉

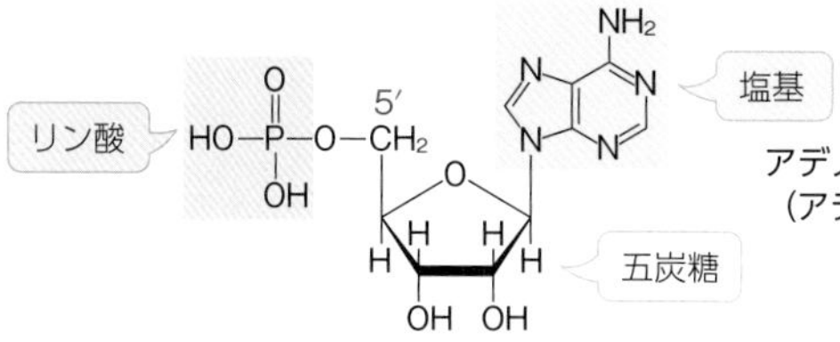

アデノシン5′-一リン酸（AMP）
（アデニル酸）

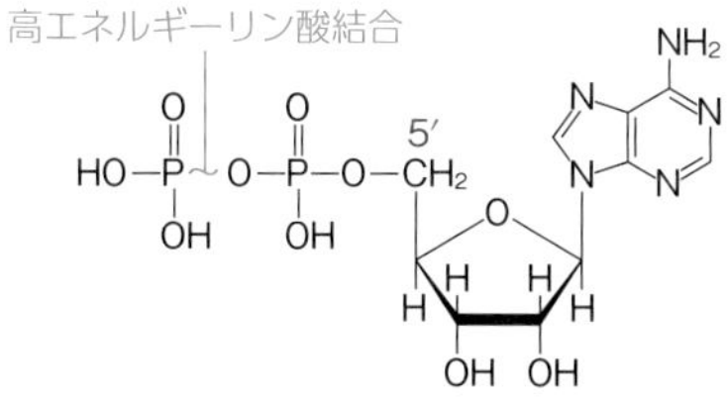

アデノシン5′-二リン酸（ADP）

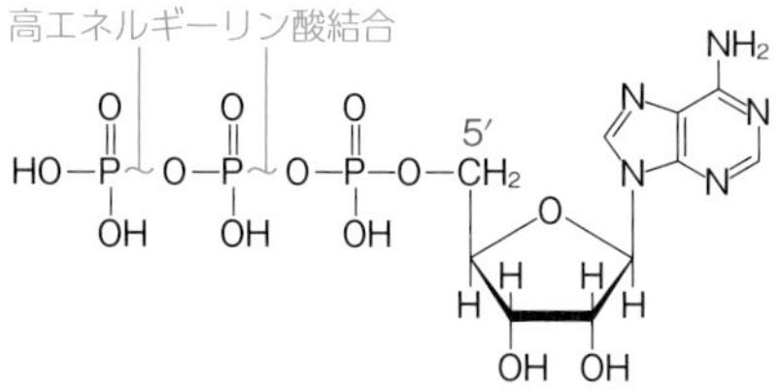

アデノシン5′-三リン酸（ATP）

サイクリックアデノシン3′, 5′-一リン酸（cAMP）

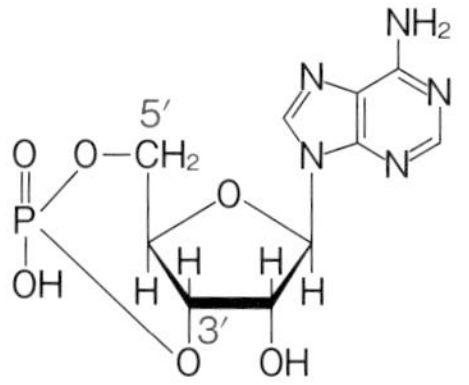

サイクリックグアノシン3′, 5′-一リン酸（cGMP）

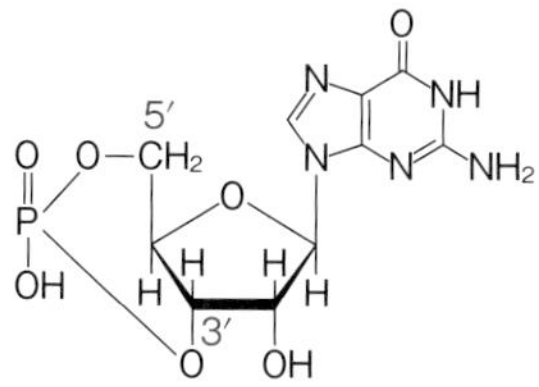

ヌクレオチドの一つであるアデニル酸（AMP）はリン酸を結合してADPおよびATPに変化する．ATPは高エネルギーリン酸結合をもち，「エネルギーの通貨」のような役割を果たす．
また，AMPとcAMPの構造を比較すると，cAMPではリン酸とリボースの間に新たな環状構造ができていることがわかる．
類似の構造を有するcGMPについても示した．cAMPおよびcGMPはATPの分解を調節する機能を担っており，細胞の活性に強く影響することからセカンドメッセンジャー（二次情報伝達物質）と呼ばれる．

図3.4-2　AMP，ADP，ATPおよびcAMP，cGMPの構造

ATPでは第２・第３のリン酸が高エネルギー結合であり，ここにグルコースや脂肪酸の分解で得たエネルギーを保持する作用がある．

2 サイクリックヌクレオチド

AMPの仲間には分子中に環状の構造をもった物質があり，特別な生理活性をもつ．**サイクリックAMP**（**cAMP，サイクリックアデノシン３′，５′-一リン酸**）がそれであり，類似の構造をもつものに塩基の構造が異なる**サイクリックGMP**（**cGMP，サイクリックグアノシン３′，５′-一リン酸**）が知られる（図3.4-2）．

これらの物質はATPから再びエネルギーを取り出すときに，促進したり抑制したりする作用をもつ．したがって細胞の働きを調節することから，セカンドメッセンジャー（二次情報伝達物質）として知られる．

3 その他のヌクレオチド

　ヌクレオチドは核酸の成分以外に補酵素の成分にもみられ，フラビンアデニンジヌクレオチド（FAD），ニコチンアミドアデニンジヌクレオチド（NAD$^+$），ニコチンアミドアデニンジヌクレオチドリン酸（NADP$^+$），補酵素A（CoA；コエンザイムA）などが例として挙げられる．

3 DNAの構造

　1953年にワトソン（Watson, J.D.）とクリック（Crick, F.H.C.）はDNAの二重らせんモデルを示した．それぞれ逆向きの2本のDNA鎖が互いに塩基を内側にして並び，10単位のヌクレオチドを経過するごとに，1回転する右巻きのらせん構造である．

　DNA鎖とDNA鎖の間で，向かい合う塩基同士の種類は**アデニン（A）とチミン（T）**，**グアニン（G）とシトシン（C）**に決まっている．AとTは2カ所の水素結合で，GとCは3カ所の水素結合で固定されて対になっている．したがって，二本鎖DNAのどちらか一方の塩基配列がわかれば，もう一方も決定されることになる．AとT，GとCのような組み合わせを**塩基対**といい，互いの存在を安定化させることから互いに**相補的**であるという（図3.4-3）．

　DNAの**二重らせん構造**は細胞分裂の際に2本の鎖に分かれ，それぞれが鋳型のようになって相補的なヌクレオチドが結合し，その結果，新たに同一のDNAの二重らせん構造が2組できる．これを新たな細胞と分け合うため，同一のDNAをもった細胞2個となるのである（図3.4-4）．

➡ DNAの複製については，p.147 図6-4参照．

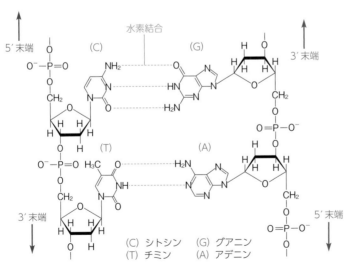

(C) シトシン　(G) グアニン
(T) チミン　(A) アデニン

DNAは二重らせん構造をもつが，この構造を支えているのは図中に緑の破線で示している塩基同士の水素結合である．水素結合を生じる組み合わせはCとG，TとAに限られる．水素結合は共有結合と比較して非常に弱く，DNAの溶液を加熱すると水素結合は破壊されて，DNAは1本ずつの鎖に変化する（変性という）．

図3.4-3　DNAの基本構造と塩基対による水素結合

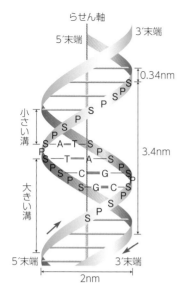

Sはデオキシリボース，Pはリン酸.
はしごの段のように見えるのが塩基同士による水素結合（塩基対）である.
「はしごの段」が10段続くと，らせんを1周することがわかる．また，1周は距離にすると約3.4nmである．1 nm（ナノメートル）＝10^{-9}m.

図3.4-4　DNAの二重らせん構造

DNAの性質

　DNAを加熱すると，2本の鎖がときほぐされて一本鎖の構造に分かれる．これをDNAの**変性**という．変性したDNAを冷却すると，水素結合が復活してDNAは再び二重らせん構造に戻る．このような現象をアニーリングという．起源の異なるDNAであっても，塩基に相補的な関係が成立すれば，互いに1本の鎖であったものが二本鎖を形成する．これをハイブリダイゼーションという．この性質は組換えDNA実験などで，類似した塩基配列をもつDNAの検出に用いられる．

4　RNAの構造

　RNAはDNAと異なり，基本的には一本鎖である（図3.4-5）．RNAに含まれる塩基はA，ウラシル（U），G，Cである（UはAと塩基対を形成する）．細胞内に存在するRNAを分類するとメッセンジャー RNA（mRNA），トランスファー RNA（転移RNA，tRNA），リボソームRNA（rRNA）の3種類があり，それぞれタンパク質の合成過程で別々の機能をもつ．

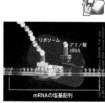

●RNAからタンパク質への翻訳（遺伝情報の解読）〈アニメーション〉

1 mRNA

mRNAはタンパク質合成のための情報，すなわちアミノ酸の種類などを，塩基配列（**コドン***）として核のDNAから細胞質のリボソームに伝える役割を担う．分子量がさまざまなRNA群で，他のRNAよりも分解されやすく寿命が短い．

2 tRNA

tRNAは分子量2〜3万（75〜95塩基程度）のRNAである．その構造の一部には，DNAの場合にみられるような水素結合を伴う相補的な塩基対が存在し，そのためクローバー状の形状となる（➡p.153 図6-11参照）．tRNAはタンパク質合成に必要な各種アミノ酸に対応しており，それぞれ1個のアミノ酸を結合してリボソームへ輸送する．

tRNAには**アンチコドン***と呼ばれる3個の塩基配列が存在し，mRNAのアミノ酸を指定する暗号（コドン）と相補的な関係にあり，タンパク質合成の際に両者が結合する．

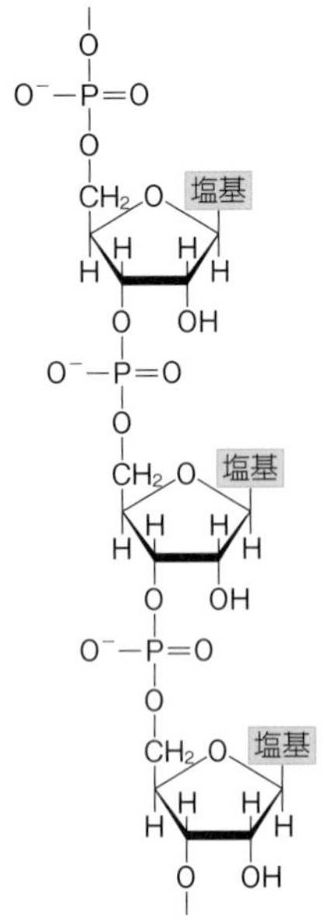

3 rRNA

rRNAは種々のタンパク質と結合してリボソームを形成し，mRNAおよびtRNAとの相互作用で，タンパク質合成を行う．ミトコンドリアにも特殊な型のリボソームが存在し，わずかにタンパク質が合成される．

RNAの基本構造はDNAと異なり，1本の鎖である．図3.4-3と比較して糖の違いに注意する．

図3.4-5　RNAの基本構造

用語解説*
コドン
タンパク質のアミノ酸の配列などを決めるmRNAの暗号のこと．塩基三つで一つのアミノ酸を規定する．

用語解説*
アンチコドン
コドンに対応する塩基配列．tRNAに存在し，もしアンチコドンとmRNAのコドンのアミノ酸情報が一致すれば，つまり両者が相補的に一致すれば正しいアミノ酸が選択できたことになる．

---

2 ヌクレオチド代謝の役割と概要

核酸合成の材料であるヌクレオチドには大きく分けて，**デオキシリボヌクレオチド**と**リボヌクレオチド**がある．1節で述べたように，デオキシリボヌクレオチドはDNA合成の材料である．一方，リボヌクレオチドはRNA合成の材料であるほかに，生体エネルギー担体のATPそのものであり，さまざまな補酵素（NAD^+，FAD，CoAなど）の構成成分である．また，サイクリックヌクレオチド（cAMPなど）の形で細胞内情報伝達にも用いられる．

これらのヌクレオチドは，生体内でアミノ酸などを材料に新しく作られるほか，食物から摂取されたり，身体の中での核酸の分解によっても得られる．ヌクレオチドは分解されて，最終的に**尿酸***あるいはアミノ酸となって尿中に排泄される（図3.4-6）．

前述のように，リボヌクレオチドはデオキシリボヌクレオチドと比較して細胞内での用途が広いため，生体内ではリボヌクレオチド代謝がデオキシリボヌクレオチド代謝より優先される．

用語解説*
尿酸
核酸がさまざまな代謝を経て生成されるプリン代謝の最終物質であり，尿として体外に排出される．プリン体を多く含む食品の摂取や腎からの排泄量の低下，プリン塩基の再利用経路が低下した場合のほか，白血病や炎症性疾患で細胞の破壊が亢進したときも血中濃度が高くなる．また，尿酸は，ビタミンCの6倍ほどの強い抗酸化作用を示す．血液中の尿酸値が高いことは，寿命を長くすることには効果があるが，痛風の原因になる．

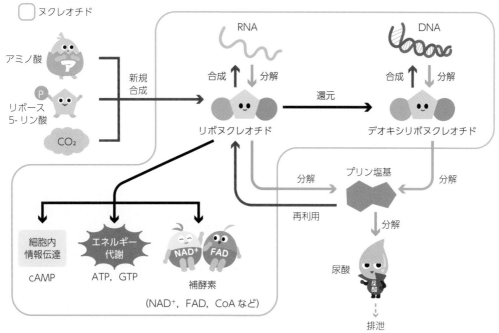

リボヌクレオチドは，核酸の成分以外にも細胞内でさまざまなことに利用されている．一方，デオキシリボヌクレオチドは主としてDNA合成のために利用される．分解，再利用経路については，重要なプリン塩基について示した．生体内での代謝全体については，➡p.46-47 図解参照．

図3.4-6　ヌクレオチド代謝の概要

3 リボヌクレオチドの合成

　ヌクレオチドは，その塩基の種類によって**プリンヌクレオチド**と**ピリミジンヌクレオチド**に分けられ，それぞれ別の経路で合成される．どちらもアミノ酸，二酸化炭素，リボース5-リン酸を材料として合成される（図3.4-7）．

　プリンヌクレオチドにはまた，食物由来の塩基やRNAの分解によってできた塩基を再利用してヌクレオチドを合成する経路もある（図3.4-8）．プリンヌクレオチドの再利用経路では，プリン塩基は，PRPP（ホスホリボシルピロリン酸）転移酵素の作用で，それぞれAMP（アデニル酸）やGMP（グアニル酸）になる．このようにプリン塩基を再利用することで，分解されるプリン塩基を減らし，尿酸の生成を抑制している．

4 リボヌクレオチドの分解

　RNAの分解によってできたリボヌクレオチドのうち，プリンヌクレオチドである**AMP（アデニル酸）**，**GMP（グアニル酸）**はリン酸とリボースが除かれて塩基になる．その後，キサンチンに変換され，最終的に**キサンチンオキシ**

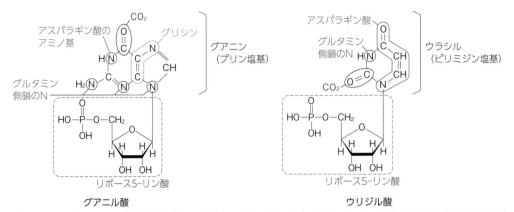

グアニンにリボース5-リン酸が付加したものをグアニル酸，ウラシルにリボース5-リン酸が付加したものをウリジル酸という．グアニル酸のプリン塩基，ウリジル酸のピリミジン塩基は，それぞれ，アスパラギン酸・グリシン・グルタミンなどのアミノ酸，二酸化炭素によって合成される．

図3.4-7　グアニル酸のプリン骨格とウリジル酸のピリミジン骨格の材料

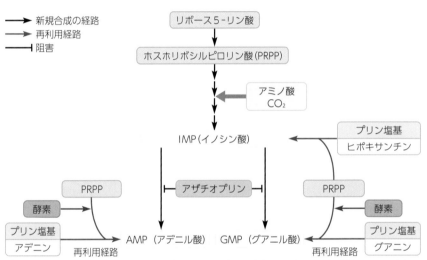

プリンヌクレオチドの合成系には，新規合成の経路と核酸分解物を再利用する経路があることを知ろう．PRPPがすべての合成系に関係していることに注意する．アザチオプリンの関与する経路の一つを図に示した．アザチオプリンの作用については➡p.122参照．

図3.4-8　プリンヌクレオチドの合成

ダーゼの働きで尿酸となって尿中に排泄される．尿酸は水に溶けにくいため，大量に生成すると体内の各所で析出し，尿路結石や痛風の原因となる．キサンチンオキシダーゼの阻害剤であるアロプリノールを投与すると，尿酸の生成が抑制される．そのため，アロプリノールは痛風の発作の治療に用いられる（図3.4-9）．

　一方，ピリミジンヌクレオチドは水溶性の産物に分解される．ウラシルとシトシンはβ-アラニンになり，チミンはβ-アミノイソ酪酸になる．これらのアミノ酸は尿中に排泄されるものもあるが，さらに代謝されてスクシニルCoAやアセチルCoAを経て，クエン酸回路に入るものもある．

plus α

尿酸の蓄積がみられる遺伝子疾患

プリン塩基の再利用経路は，尿酸の生成を抑制している．プリン塩基が再利用されないで分解されると，キサンチンを経て，多量の尿酸を生じる（図3.4-9）．レッシュ・ナイハン症候群では，プリン塩基の再利用酵素に生まれつき異常がみられ，尿酸が体内で過剰に産生される．

➡ レッシュ・ナイハン症候群については，7章2節p.168参照．

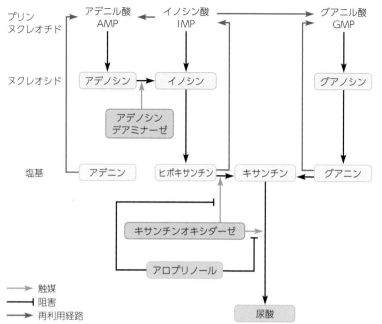

plus α

ヌクレオチド代謝異常と免疫不全

アデノシンデアミナーゼ（ADA）はプリンヌクレオチドの分解経路でアデノシンをイノシンに変換する酵素である．この酵素が欠損するとヌクレオチド代謝のバランスが崩れ，免疫細胞が減少して免疫不全症になる．1990年，世界で初めて遺伝子治療がADA欠損症患者に対して行われた（➡p.160参照）．

⟶ 触媒
⊢ 阻害
⟶ 再利用経路

プリンヌクレオチドは尿酸として尿中に排泄される．再利用の経路が十分に働かないと，血中の尿酸値が高くなる．

図3.4-9 プリンヌクレオチドの分解

🗨 臨床場面で考えてみよう 尿酸の説明

「血液検査で尿酸値が高いと言われました．尿酸とはなんですか？」と患者さんから質問された．

尿酸については，核酸の分解物で，水に溶けにくい化合物（溶解度6.4mg/dL）であることをまず伝えよう．さらに成人の正常な血中尿酸濃度は男性で5.0mg/dL，女性で4.0mg/dLであるが，この値を超えると結晶が析出しやすくなることを理解してもらう．また，食物からのプリン体の摂取量が多くなったり，再利用経路の働きが悪かったり，尿酸の排泄が低下したりするなどの理由によって血中の尿酸値が高くなると（高尿酸血症），関節に尿酸の結晶が析出して神経を刺激し，激痛が起こるという症状（痛風）を招くことや，長期間にわたり尿酸値が高い状態が続くと，結晶は腎臓にも析出し，慢性の腎障害を引き起こすことも伝える．

日本人の場合，高尿酸血症の原因の多くは排泄障害であるため，尿酸排泄促進薬（プロベネシド）や尿酸生成抑制薬（アロプリノール：キサンチンオキシダーゼ阻害薬）が治療薬として使われている（図3.4-9）．

plus α

食事からのプリン体の摂取

プリン体を多く含む食品は，レバーなどの内臓類，カツオ，大豆などである．ビールに含まれるプリン体の量はあまり多くないが，アルコールの作用で尿酸値が上昇しやすい．

🗨 臨床場面で考えてみよう アルコールと尿酸

「アルコールはどうして尿酸値を上げるの？」と父から質問された．

アルコールは，肝臓において酸化され，アセトアルデヒドを経て酢酸に代謝される．このときNAD⁺（ニコチンアミドアデニンジヌクレオチド）が消費される．多量のアルコールの酸化によってNAD⁺が少なくなると，NAD⁺を必要とする酵素反応が影響を受ける．

特に肝臓では，乳酸脱水素酵素の反応が影響を受ける．乳酸脱水素酵素は，乳酸が肝臓でグルコースに作り変えられるとき（糖新生➡p.66 図3.1-15参照），乳酸からピルビン酸への酸化を触媒する酵素である．この反応は補酵素NAD^+を必要とするため，アルコールの代謝によってNAD^+が不足すると，反応が阻害されて血液中に乳酸が蓄積する．

　乳酸と尿酸は，腎臓から排泄されるとき同一の経路を使う．過剰な乳酸は，尿酸の排泄の妨げとなり，結果的に高尿酸血症となる．毎日お酒を飲む人には痛風患者が多いことを伝えよう．

5 デオキシリボヌクレオチドの合成

　DNAの構成成分であるデオキシリボヌクレオチドは，DNAの複製や修復に使われるため，さまざまな用途に使われるリボヌクレオチドと比較して，通常の細胞では必要性が低い．この理由で，デオキシリボヌクレオチドの合成はリボヌクレオチド合成の後に行われる．

1 デオキシリボヌクレオチドの合成経路

　リボヌクレオシド二リン酸（ADP，GDP，CDP，UDP）がリボヌクレオチド還元酵素によって還元されることで，デオキシリボヌクレオシド二リン酸（dADP，dGDP，dCDP，dUDP）が作られる．また，DNAは，塩基としてウラシルの代わりにチミンを利用する．チミンはウラシルからチミジル酸合成酵素によって作られるが，この反応で生成した補酵素のジヒドロ葉酸はジヒドロ葉酸還元酵素によってテトラヒドロ葉酸に再生される．

2 抗がん薬によるデオキシリボヌクレオチド合成の阻害

　一部の**抗がん薬**は，DNA合成（複製）の基質であるデオキシリボヌクレオチドの合成を阻害することによって細胞の増殖を止める．ゲムシタビンやヒドロキシカルバミド（ヒドロキシ尿素），**フルオロウラシル（5-FU）**，**メトトレキサート***などの薬剤が，がんの化学療法に使われている．ただし，増殖の盛んな骨髄細胞，毛根細胞などの正常細胞に対してまで同様に作用してしまうため，貧血や白血球の減少，脱毛などの副作用が知られている（図3.4-10）．

3 免疫抑制によるプリンヌクレオチド合成の阻害

　また，臓器移植をした際，免疫系は移植された臓器を非自己とみなして攻撃するが，そうした拒絶反応を抑制する目的で，**免疫抑制薬**が使用される．免疫抑制薬として用いられるアザチオプリンは，体内でプリン類似体に変換され，複数の経路でプリンヌクレオチドの合成を阻害する（➡p.120 図3.4-8参照）．その結果，DNA合成が抑制される．そして，免疫系で重要なリンパ球の増殖が抑制され，移植臓器の生着期間が延長する．

用語解説 *
メトトレキサート

関節リウマチは，免疫異常によって関節で炎症が持続する病気である．メトトレキサートは，DNA合成阻害作用によって，がん細胞のみならず免疫細胞の増殖も抑制する．このため，抗リウマチ薬としても広く用いられている．

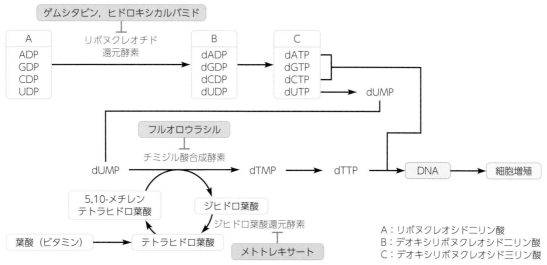

抗がん薬の中には，DNA合成の基質となるデオキシリボヌクレオチド合成を阻害して細胞増殖を抑制するものがある.

図3.4-10　ヌクレオチドの代謝と抗がん薬

6　が　ん

　日本人の死亡原因は，1981年以来，**がん**が1位であり，最新の統計では30%弱の人ががんで亡くなることが知られている．また，男性の6割，女性の5割が生涯のうちに，がんに罹患する．このように，がんは身近な病気である．まず，がん細胞の増殖について考えてみよう．

1　がん細胞の増殖メカニズム

　私たちの身体は約37兆個の細胞から成っており，その構成細胞の種類と数は一定範囲内にきちんと調節されていなければならない．単細胞生物は，栄養分があれば増殖し，栄養分がなくなれば増殖を停止する．これを栄養増殖という．しかし，多細胞生物の細胞増殖には外部からの指令が必要である．栄養分がありさえすれば細胞がどんどん増えるということであれば，私たちの身体はどんな形になってしまうだろうか．個体レベルで細胞の増殖を調節することは，多細胞生物の構築（かたち）を維持するためにも必要なことなのである．

1　細胞周期と調節のしくみ

　細胞が増殖するに当たっては，まずDNAを複製して染色体の量を2倍にする（**S期**）．次いで染色体を分配し，その後，細胞質ごと分裂する（**M期**）（**図3.4-11**）．DNAを複製する前と後には**G₁期**と**G₂期**があるが，ここではS期やM期に入るための準備や点検を行っている．細胞分裂の一連の反応を**細胞周期**という．細胞増殖を調節する外部からの指令は，S期に入る少し手前のところで調節を行う．Goサインが出ていれば，次の細胞周期に入って細胞が分裂するまでの過程は自動的に進行する．一方，Stopのサインが出ていれば，

次の細胞周期には入ることはできない.

2 細胞のがん化

細胞増殖の調節のしくみが壊れてしまうと，細胞が自分勝手に増殖するようになる．このような細胞を**腫瘍細胞**という．細胞増殖の調節には，自動車のアクセルに当たる装置と，ブレーキに当たる装置があるが，腫瘍細胞では両方の装置が壊れていることが多い．腫瘍細胞の中には，その場で大きくなるだけの**良性腫瘍**と，周囲の組織に広がったり（浸潤），遠く離れた臓器に転移したりする**悪性腫瘍**がある．この悪性腫瘍がいわゆる「がん」である．

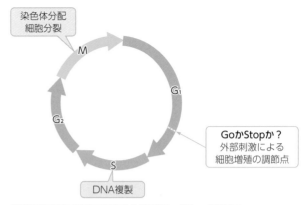

哺乳類の細胞は細胞周期を約24時間で一周し，増殖する．
S期ではDNAが複製され，染色体を2倍にする．次いでM期で細胞分裂が起こり，二つの子孫細胞になる．

図3.4-11　細胞周期

一般的には，細胞増殖を調節しているタンパク質の遺伝子に変異が入ると，その働きが異常になってしまい，腫瘍やがんの発生につながる．

2 がんの治療方法

良性腫瘍であれば，外科的な手術で切除して治癒することが可能である．しかし，悪性腫瘍は周囲の組織に広がってしまっているため，手術だけでは十分に取り除くことができない．このため，手術後に再発して死に至ることが多い．がんの治療はまずは手術であるが，放射線治療でがん細胞を死滅させることも行われる．両方の治療が適用できない場合，あるいは手術前や手術後の補助的な手段として薬物による治療が行われる．

1 従来の抗がん薬

がんは，細胞増殖を調節する"誤った指令"が出されることによって，細胞がどんどん増殖してしまう病気である．これを薬で治療するには，細胞周期を止めてしまうか，誤った指令を止めるかの二通りの方法が考えられる．古くから使われてきた**抗がん薬**は，細胞分裂やDNA複製を阻害して細胞周期を停止させるものが主体であった（**図3.4-12a**）．しかし，これでは細胞増殖の盛んな正常細胞にも影響が出てしまう．抗がん薬の治療で髪の毛が抜けたり，口内炎になったりするのはこれが原因である．

2 分子標的薬

従来の抗がん薬に対し，副作用の少ない治療法として開発されたのが**分子標的薬**である．多くの分子標的薬は，がん細胞の増殖を異常に促進する"誤った指令"を出す分子の働きを抑えるものである（**図3.4-12b**）．事前に遺伝子診断を行って，どの分子が壊れているかを確認してから治療を行うことによって，治療の有効性が高くなる．

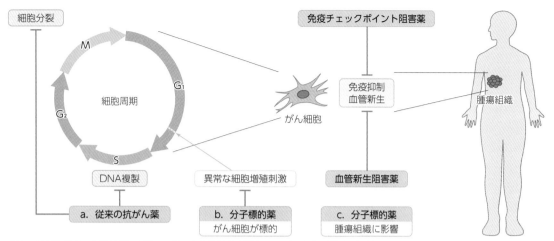

従来の抗がん薬は，細胞周期のS期やM期の生化学反応を阻害してがん細胞の増殖を抑制する．しかし，この場合，増殖の盛んな正常細胞にも影響が出てしまう．そこで，異常な細胞増殖を刺激する信号を出している分子の働きを弱める分子標的薬が用いられるようになった．近年では，がん細胞が体内で増殖する環境（腫瘍組織）に影響する分子標的薬として血管新生阻害薬や免疫チェックポイント阻害薬の開発も進んでいる．

図3.4-12　がんの治療薬

3 腫瘍組織に作用する新たな分子標的薬

　がん細胞が体内で増殖するためには，細胞増殖を調節するしくみが壊れているだけでは不十分である．がん細胞に酸素や栄養を補給するためには，血管を引き込む必要がある．このような血管を作らせない薬が**血管新生阻害薬**である．

　また，がん細胞の増殖には免疫系の攻撃から逃れることも重要である．私たちの免疫系には，元々，自己への免疫攻撃を防ぐためのしくみ（免疫チェックポイント）が備わっている．しかし，がん細胞は，このしくみを悪用して免疫系の攻撃を逃れようとする．これを妨げてがん細胞を排除するのが，**免疫チェックポイント阻害薬**である．このように，がん細胞が体内で生存するために必要な環境（腫瘍組織）に作用する分子標的薬も開発され，臨床の現場で用いられている（**図3.4-12c**）．

臨床場面で考えてみよう　放射線治療の説明

　患者さんに「がんの放射線治療って何？」と質問された.

　がんの治療法には外科的手術，化学療法のほかに放射線治療がある．放射線というと原子力発電所の事故を思い出し，ネガティブなイメージをもつ人が多いかもしれない．しかし医療の場では以前から，放射線を治療や診断に用いている．代表的なものはX線写真を撮影するときのX線である.

➡ 活性酸素については，3-3章 6 節 4 項p.110参照.

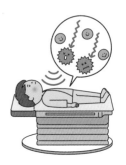

　放射線をがん組織に照射すると，細胞のDNAに直接作用してDNAの鎖を切断する．また，周囲の水分子に作用すると活性酸素を発生させ，これがDNAの塩基を酸化し，鎖の切断を引き起こす．化学療法ではDNA合成を阻害するが，放射線療法では完成したDNAを攻撃する．こうしてDNAに障害を受けた細胞は，増殖を停止し，死滅していく.

　もちろん放射線は正常細胞にも同じような作用をするが，正常細胞のほうがDNA障害を回復する能力が高いことがわかっている．また近年では放射線照射の技術が向上し，周囲の正常組織に対する影響を極力抑えつつ，がん組織だけをピンポイントで狙い撃ちできるようになった．患者さんに負担の少ない治療法であることを説明し，不安を和らげるように話そう.

臨床場面で考えてみよう　経口抗がん薬とは？

　患者さんに「飲む抗がん薬があるって本当？」と質問された.

　抗がん薬はDNA合成を阻害するものが古くから用いられている．しかし，体内には増殖の盛んな正常細胞もあるため，血球細胞の減少や脱毛といった強い副作用（薬物有害反応）がみられ，患者さんの体力的な負担も大きい．それでは，副作用の弱い抗がん薬は作れないのだろうか？

　私たちの体内の細胞は細胞外から指令を受けなければ，増殖することはできない．しかし，がん細胞では"誤った指令"が細胞に伝わり，無制限に増殖するようになっている．そこで，"誤った指令"を出している分子の働きを阻害すれば，がん細胞の増殖を抑制することが期待される．このような薬が実際に開発され，特定の分子を標的としているため「分子標的薬」と呼ばれている．どのようながんに対しても使える特効薬ではないが，特定のがんに対しては非常に有効であり，副作用も弱い.

　このような新しい抗がん薬の中には，注射薬ではなく経口薬として使うことのできるものがある．日本でも「飲む抗がん薬」は，一部の白血病や肺癌などの薬として，実際に臨床の現場で使われている．がんの種類によっては，飲む抗がん薬が使える場合もあることを説明しよう．また，治療を始めるときには主治医から薬の説明があるため，わからないことや不安なことは質問してよく理解し，納得した上で治療に臨んでほしいと伝えよう.

重要用語

核酸	ピリミジン塩基	キサンチンオキシダーゼ	分子標的薬
ヌクレオシド	デオキシリボヌクレオチド	痛風	血管新生阻害薬
ヌクレオチド	リボヌクレオチド	抗がん薬	免疫チェックポイント阻
DNA	プリンヌクレオチド	免疫抑制薬	害薬
RNA	ピリミジンヌクレオチド	がん	
プリン塩基	尿酸	細胞周期	

4 エネルギー代謝の統合と制御

こんなところに生化学！

トレーニングと代謝の関係 編

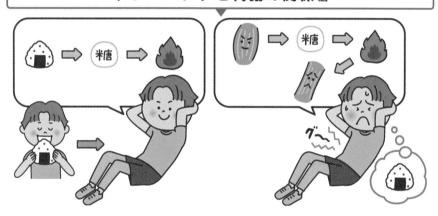

　会社員のMさんは，近ごろ筋トレに熱中している．腹筋が割れて見えるようになるのが目標で，日々，トレーニングに励んでいる．ある日，スポーツジムの仲間とのおしゃべりの中で，空腹時のトレーニングは効率的ではないという話が出た．家に帰ってきてから理由が知りたくなったMさんは看護師の兄に聞いてみた．なぜ，空腹時のトレーニングは効率的でないのだろうか？

　代謝は特定の臓器だけで完結するのではなく，身体全体で足りないところを補い合いながら，バランス良く行われている．空腹が続くと，糖質の燃料が足りなくなり，筋肉のタンパク質を分解し糖質に変換してエネルギーを作り出すようになる．その結果として筋肉量が減少するため，空腹状態で過度にトレーニングをするのは勧められないのである．

　代謝は身体全体で管理されていることをしっかりと理解しよう．アミノ酸はタンパク質を作るだけでなく，いざというときには燃料にも使われる．生化学の知識があれば，このようなことの理解も容易になる．

学習目標

- 生体では糖質，脂質，タンパク質の代謝がどのようにつながっているのかを理解する．
- 食事をしたときとしないときで，代謝がどのように変化するのかを理解する．
- 代謝のバランスが崩れたときに，どのようなことが起こるのかを理解する．

1 臓器間の代謝のつながり

　3章では細胞内での糖質，脂質，タンパク質の代謝の経路を学んだが，ここでは生体として代謝の全体像について考える．代謝を全身でみたとき，中心となる組織は肝臓，筋肉，全身の脂肪組織である．これらの組織で代謝はそれぞればらばらに行われるのではなく，バランスをとって行われている．摂食時，絶食時（飢餓時）では肝臓，筋肉，脂肪組織での糖代謝，脂質代謝，タンパク質代謝が協調するように調節を受けている．この全身の代謝を調節するのがホルモンで，代謝に影響する主なホルモンとしては**インスリン**，**グルカゴン**，**糖質コルチコイド**がある．こうした臓器間の代謝の相互作用が生体レベルの恒常性の維持に非常に重要である．

➡ インスリン，グルカゴン，糖質コルチコイドについては，3-1章7節p.67参照．

1 摂食時における臓器間の代謝のつながり

　食物を自由に摂取できるとき，生体は生命活動に必要なエネルギーを主に食物に由来する栄養素から作り出し，余った栄養素は飢餓に備えて蓄える．これは数十万年に及ぶ進化の歴史の中で人類が得た形質（獲得形質）で，余剰の栄養素はホルモンの作用によって**グリコーゲン**や**トリアシルグリセロール**（**中性脂肪**）に変えて蓄えるようになっている（図4-1）．

|1| 肝臓

　肝臓では，取り込まれたグルコースは解糖に利用され，エネルギー源となり，またグリコーゲンとして蓄えられる．さらに取り込まれたグルコースの一部は脂肪酸や脂質，アミノ酸の合成にも使われる．肝臓で作られた脂質（トリアシルグリセロールやコレステロール）は，**リポタンパク質**（VLDL）となり血中に出される．インスリンはグリコーゲン合成，脂質合成を活発にし，また糖新生を抑えることによって血糖値を低下させる．

|2| 筋肉

　筋肉では，インスリンの作用によって細胞内に取り込まれたグルコースは，解糖によってエネルギー源となり，またグリコーゲンとして蓄えられる．解糖によってできた**乳酸**は血液中に放出される．また，摂取したタンパク質のアミノ酸も，筋肉に取り込まれ，筋肉のタンパク質の合成に利用される．

|3| 脂肪組織

　インスリンによってグルコースの取り込みが促進される．細胞内に入ったグ

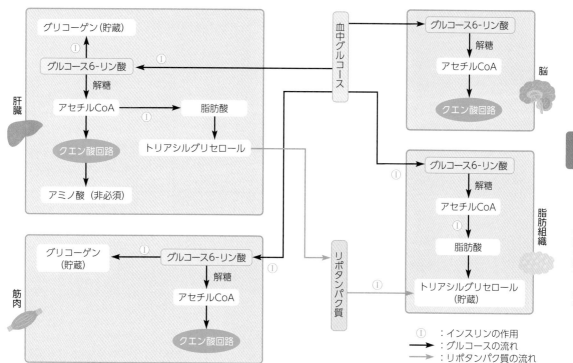

摂食時には，食事由来のグルコースは各臓器でエネルギー源として使われるほか，余ったグルコースはインスリンの作用で，肝臓や筋肉ではグリコーゲンとして，脂肪組織ではトリアシルグリセロール（中性脂肪）として蓄えられる．

図4-1　摂食時における臓器間の代謝のつながり

ルコースもトリアシルグリセロールに変えられ蓄えられる．この反応もインスリンによって活性化される．また，食事で摂取したり肝臓で合成されたりしたトリアシルグリセロールは，キロミクロンやVLDLのような血中のリポタンパク質として，脂肪細胞に運搬される．運ばれたトリアシルグリセロールは，リポタンパク質リパーゼにより加水分解され，脂肪細胞に取り込まれる．この酵素もインスリンによって発現量が増加する．

2 絶食時における臓器間の代謝のつながり

　数時間の短い絶食では，まず肝臓に蓄えられていたグリコーゲンの分解によって血糖値の維持が行われる．さらに長時間になると筋肉タンパク質の分解が亢進し，糖新生が活性化する．また，貯蔵しているトリアシルグリセロールの分解が盛んになる（図4-2）．つまり，食事がとれないとき，生体は貯蔵物質を消費し，さらには自身のタンパク質を分解して血糖値を維持し，脳のためのエネルギーを作り出している．人類は飢餓に対する対応手段を数多くもっている．それは，血糖値を上げるように作用するホルモンが多く存在することからもわかる．

➡ 血糖値を上げるホルモンについては，3-1章7節p.67参照.

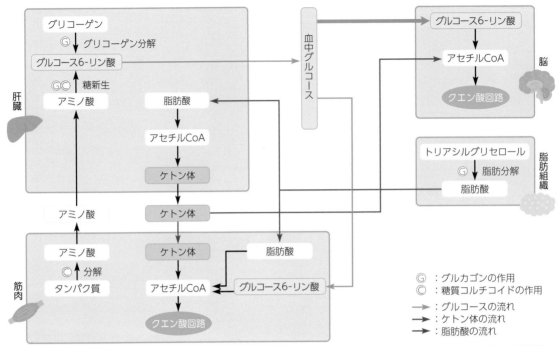

絶食時には，食事からのグルコースがないため，肝臓ではグルコースを供給する代謝に進む．脳以外の各組織では，主に脂肪組織由来の脂肪酸を利用し，エネルギーを得る．

図4-2　絶食時における臓器間の代謝のつながり

|1|肝臓

空腹時の血糖低下に反応して膵臓（A細胞）から分泌されたグルカゴンは，肝臓のグリコーゲン分解とアミノ酸からの糖新生を活性化し，他の臓器が利用できるようにグルコースとして放出する．また，脂肪組織に由来する脂肪酸はアセチルCoAから**ケトン体**となり，血液中に放出され，主に脳などのエネルギー源として利用される．また，糖質コルチコイドはアミノ酸からの糖新生を促進することで血糖値を上げる．このアミノ酸は，筋肉タンパク質の分解によって供給されたものである．

|2|筋肉

糖質コルチコイドの作用によって，筋肉のタンパク質を分解して生じたアミノ酸が肝臓に運ばれ，糖新生の材料となる．筋肉においても脂肪組織に由来する脂肪酸の分解が行われ，肝臓において生成されたケトン体とともに，筋肉の収縮に必要なエネルギー源として利用される．血液中のグルコースの取り込みは低下する．

|3|脂肪組織

グルカゴンの作用によって脂肪組織のリパーゼ（**ホルモン感受性リパーゼ**）が活性化され，貯蔵されていたトリアシルグリセロールの分解が促進される．これによってできた脂肪酸とグリセロールは血液中に出され，主に肝臓で，それぞれエネルギー源となるケトン体と糖の合成に使われる．

plus α

ケトン体の代謝

肝臓で生成され，血液中に出て末梢組織に運ばれ，アセチルCoAに変換された後クエン酸回路で酸化される．酸性であるため，ケトアシドーシスを引き起こす．

➡ ケトアシドーシスについては，3-2章5節2項p.83参照．

2 代謝異常と疾患

　私たちは毎日の食事を通して，糖質や脂質，タンパク質を摂取し，活動するためのエネルギーに変換している．これらの代謝はホルモンなどによって厳密に制御されている．このバランスに異常を来した場合が**代謝性疾患**であり，その代表例は，脂質代謝異常による**脂質異常症**（高脂血症）やメタボリックシンドローム，糖代謝異常による**糖尿病**などである．

1 糖尿病

　グルコースはすべての細胞のエネルギー源であり，細胞がエネルギーを必要とするときはいつでも利用できるように，血液中のグルコース濃度（血糖値）はだいたい70～110mg/dLに維持されている．食事をとった後，一時的に血糖値が高くなっても，インスリンが作用して細胞でのグルコースの利用が増すことで血糖値は通常の範囲に下がる．一方，先に述べたように，絶食によって血糖値が下がると，今度はグルカゴンや糖質コルチコイドなどが作用し肝臓からのグルコースの供給が増えて血糖値を上げる．このようにして，血糖値はホルモンの作用で一定の範囲に維持されている．

➡ 各ホルモンの作用については，3-1章 7 節p.67参照．

　ところが，インスリンの分泌が全くない場合（ 1 型糖尿病）やインスリン受容体の感度が悪くなった場合（ 2 型糖尿病）には，筋肉や脂肪組織では，血液中のグルコースを取り込むことができなくなる．そのため，高血糖になる．高血糖が長く続くと，グルコースが尿中に排泄されるだけでなく，細い血管が傷む合併症が起こりやすくなる．

1 1 型糖尿病のしくみ

　インスリンが全く分泌されない 1 型糖尿病において，各臓器で代謝がどのようになっているか見てみよう（図4-3）．栄養を十分に摂取し高血糖の状態にもかかわらず，筋肉や脂肪組織にはグルコースが取り込まれない．また，絶食時と同様に膵臓からグルカゴンが分泌され，すべての組織では絶食時の代謝系が働く（図4-2）．

|1|肝臓

　グルカゴンの作用で解糖が抑えられ，グリコーゲン分解と糖新生が活性化される．結果として，血液中に多量のグルコースが供給されるため，さらに血糖値が上がることになる．また，脂肪組織由来の脂肪酸を利用してケトン体を作り，末梢組織のエネルギー源のために血液中に放出するようになる．末梢組織で処理できないほどケトン体の血中濃度が上がると，血液が酸性に傾く**代謝性アシドーシス**となる．インスリンが投与されなければ最終的に死が訪れる．

|2|筋肉

　肝臓での糖新生の材料のアミノ酸を供給するため，筋肉ではタンパク質の分解が進む．また，血液中のグルコースの利用ができないため，筋肉ではエネル

4

エネルギー代謝の統合と制御

plus α

グルカゴンの分泌の制御

グルカゴンを分泌するA細胞とインスリンを分泌するB細胞は膵臓内で隣り合って存在している．インスリンは，A細胞に作用して，グルカゴンの分泌を抑制している． 1 型糖尿病では，インスリンが分泌されないため，食後にもかかわらず，空腹なときに分泌されるグルカゴンがA細胞から分泌される．

plus α

代謝性アシドーシス

飢餓あるいは糖尿病のときのように，糖分の摂取不足あるいは糖分の消費が激しくて，脂肪の分解が亢進している場合は，ケトン体の血中濃度が高くなる．ケトン体は酸性であるため血液が酸性に傾き，ケトアシドーシスとなって意識障害や不整脈などの症状が現れる．

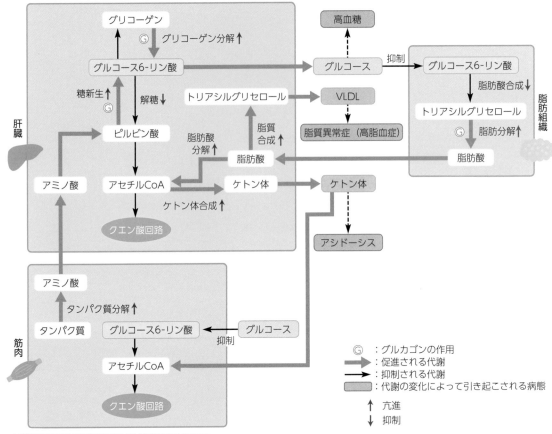

1型糖尿病での各臓器における代謝の変化を示す．

図4-3　1型糖尿病での代謝

ギーを主にケトン体から得る．

3 脂肪組織

　1型糖尿病では，各臓器での代謝が絶食時（飢餓時）と同じになる．グルカゴンの作用によってリパーゼが活性化されて脂肪の分解が進み，脂肪酸が供給され，高血糖と高ケトン血症が進行する．

2 2型糖尿病のしくみ

　2型糖尿病では，インスリン産生とインスリンに対する応答性の低下がみられる．このため筋肉と脂肪組織へのグルコースの取り込みが低下し，高血糖が生じる．インスリンが存在するため，1型糖尿病のような無制御な脂肪の分解は生じず，ケトアシドーシスはあまり起こらない．しかし，2型糖尿病と診断されたのに治療を数年間怠ると，さまざまな合併症が現れることがある．深刻な合併症としては，人工透析や腎移植が必要となる糖尿病性腎症，網膜剝離を起こして失明する恐れもある糖尿病性網膜症，神経が障害されて手足がしびれ，また痛みを感じなくなる糖尿病性神経障害がある（図4-4）．これらの合併症の主な原因は，グルコースがタンパク質，脂質，核酸に結合する糖

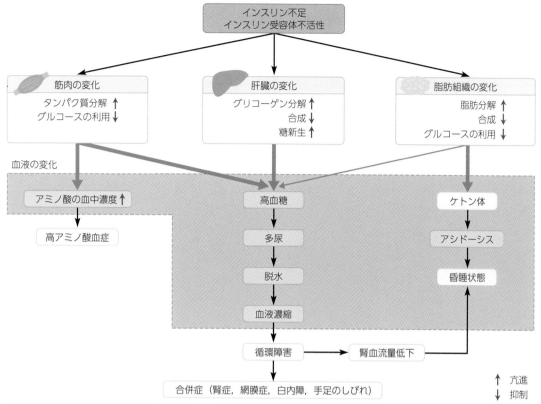

インスリンの作用がうまく機能しない状態（インスリン受容体不活性）がしばらく続く2型糖尿病患者では，やがてインスリン分泌の低下が始まり，組織でのグルコースの利用が低下し，高血糖となる．

尿中に糖が漏出するほどの高血糖が続くと，グルコース上昇によって浸透圧が高まり，多尿，口渇などの症状が出る．

さらに進行すると，血管やタンパク質に悪影響を及ぼし，血行障害が起こり，腎症，網膜症，白内障，手足のしびれ（神経障害）などの合併症を引き起こす．

図4-4　2型糖尿病の病態

化によると考えられている．

 臨床場面で考えてみよう 糖尿病でやせる

「糖尿病になると体重が減るのはなぜ？」と患者さんから質問された．

運動不足や食べすぎによる肥満は糖尿病になるリスクを高める．糖尿病の患者さんというと，太っているというイメージがあるが，体重が減ってしまうことがあるのはなぜだろうか？

インスリンの作用が十分でなくなると，筋肉や脂肪組織が血液中からグルコースを取り込めなくなる．これが高血糖が持続する理由である．一方，膵臓からはグルカゴンが分泌されているため，筋肉や脂肪組織はこの状態を勘違いし，全身にエネルギーを供給するための応答をしてしまう．すると，糖新生のためのアミノ酸を供給するために筋肉ではタンパク質が分解され，脂肪組織では，脂肪を分解して脂肪酸をエネルギー源として供給するのである．その結果，筋肉も脂肪も減って，体重が減少する．さらに血液は高血糖で"どろどろ"な状態であり，これが非常に不健康な状態であることをわかってもらおう．

臨床場面で考えてみよう 生活習慣と病気

「生活習慣と病気は関係があるのですか?」と質問されたら,どう答えるべきだろうか?

食生活,飲酒,喫煙,ストレスなどの生活習慣が原因となって,気付かないうちに代謝が変化し,肥満,脂質異常症(高脂血症),高血糖,高尿酸血症などの症状が現れるようになる.これらは血液の生化学検査で初めてわかることが多い.この状態が長く続くと,動脈硬化,脳梗塞,心疾患などの重い病気になってしまうこともあるため,こういった生活習慣には十分に注意したほうがよいことを伝えよう.

 臨床場面で考えてみよう インスリンと低血糖

糖尿病の患者さんの多くは,食事の前にインスリンを自己注射したり,薬を内服したりすることがある.これは,食後に上昇する血糖値を下げるためだが,もし食事ができないと低血糖になってしまい,意識がもうろうとしてくることがある.そのようなときは飴をなめさせるなどの対応が必要になる.それを防ぐためにも,規則正しい生活の指導が重要である.

肥満治療薬

近年,アメリカで肥満治療薬(持続性GIP/GLP-1受容体作動薬)が開発され,ある一定の効果を示したことから,日本でも承認された.食事をすると小腸からインクレチン(GIPとGLP-1)と呼ばれるホルモンが放出され,膵臓からのインスリンの分泌を促す.この薬を服用すると,血糖値が下がるだけでなく,食欲中枢に作用して食欲減退を招き,体重の減少が見込まれる.

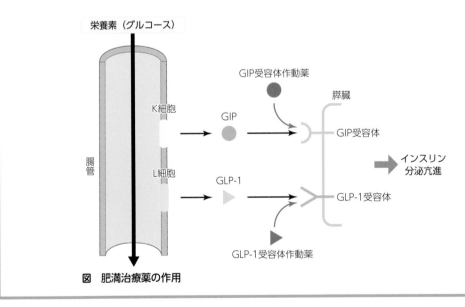

図　肥満治療薬の作用

 重要用語

摂食時	糖質コルチコイド	リポタンパク質	糖尿病
絶食時(飢餓時)	グリコーゲン	乳酸	代謝性アシドーシス
インスリン	トリアシルグリセロール	ケトン体	
グルカゴン	(中性脂肪)	ホルモン感受性リパーゼ	

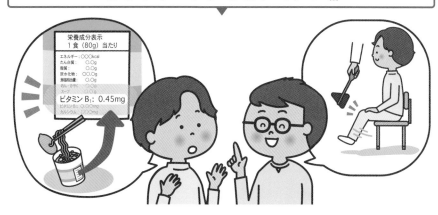

5 ビタミンと その欠乏症

こんなところに 生化学！

カップラーメンとビタミンB₁編

システム開発会社で働くNさんは，仕事が忙しく，カップラーメンで昼食を済ませることが多い．あるとき，成分表示を眺めていて，ビタミンB₁が配合されていることに気が付いた．そこでNさんは看護師の友人Oさんに，なぜカップラーメンにビタミンB₁が配合されているのか質問してみた．Oさんはどのように答えるとよいだろうか？

ビタミンB₁は糖質代謝や分枝鎖アミノ酸（分枝アミノ酸）の代謝に必須の水溶性ビタミンである．ビタミンB₁が不足すると糖質から十分なエネルギーを得ることができず，これが原因となって脚気になることが知られている．手軽な食事としてカップラーメンが普及し始めると，こればかり食べてビタミンB₁を十分に摂取できず，若い人で脚気になる例が出てきた。こうした事情から食品メーカーが対策に乗り出し，現在ではカップラーメンにビタミンB₁が配合されているのである．普段口にしている食品は，このように生化学などの知識を用いながらブラッシュアップされている．

OさんはNさんに，栄養のバランスの良い食事をとることの重要性も説明しておいた．生化学の知識は健康な生活を送る上でも役立つのである．

◗ 栄養素としてのビタミンの性質を理解する.

◗ ビタミンを多く含む食品と,ビタミンが不足することで生じる欠乏症を知る.

1 ビタミンとは

生体の代謝に必要な微量成分を**ビタミン**という.体内で合成されないか,あるいは合成されてもその量が非常に少ないため食物成分として摂取しなければならない.ビタミンという名称は20世紀初頭から用いられるようになった.当初は生体に必要なアミンの意で名付けられたが,現在ではアミン構造以外の物質も多く含まれている.水溶性ビタミンと脂溶性ビタミンに分類される.

2 水溶性ビタミン

水溶性ビタミンは,最初に抗脚気因子として米ぬかや酵母に含まれるビタミンBが発見され,その後,次々に新しいビタミンが明らかにされていった.今日では水溶性ビタミンの機能として,生体内での補酵素の構成成分,および酸化・還元に関与することなどが明らかにされている.主な水溶性ビタミンの名称や機能の概略,欠乏症を表5-1に示す.

表5-1 水溶性ビタミンの分類と機能

ビタミン（物質名）	補酵素型	機能	欠乏症
ビタミンB1（チアミン）	チアミン二リン酸（TPP）	糖質,分枝アミノ酸代謝	脚気,多発性神経炎,ウェルニッケ脳症
ビタミンB2（リボフラビン）	フラビンモノヌクレオチド（FMN）フラビンアデニンジヌクレオチド（FAD）	生体内酸化還元物質成長促進因子	舌炎,皮膚炎,口角炎など
ビタミンB6（ピリドキシン）	ピリドキサールリン酸（PLP）ピリドキサミンリン酸（PMP）	アミノ酸代謝グリコーゲン分解	皮膚炎,貧血など
ナイアシン（ニコチン酸）	ニコチンアミドアデニンジヌクレオチド（NAD$^+$）ニコチンアミドアデニンジヌクレオチドリン酸（NADP$^+$）	生体内酸化還元物質糖代謝など	ペラグラ（神経障害,皮膚障害,消化器障害など）
パントテン酸	補酵素A（CoA）	アシル基転移β酸化など	発育障害
ビオチン	カルボキシラーゼと結合	炭酸の固定,転移	皮膚炎（乳児期）
葉酸	テトラヒドロ葉酸	造血因子	巨赤芽球性貧血
ビタミンB12（シアノコバラミン）	アデノシルコバラミン	異性化,メチル化,脱離	巨赤芽球性貧血（悪性貧血）
ビタミンC（アスコルビン酸）	————	抗酸化作用結合組織の維持	壊血病

ビタミンの名称,特に物質名は代表的なものにとどめた.実際には派生する化合物なども同一のビタミンとして扱われる場合が多い.欠乏症なども代表例にすぎないため,関連する科目で学習が必要である.

1 ビタミンB₁（チアミン）

ビタミンB₁（図5-1）はリン酸化によっ
て糖質代謝系酵素の補酵素*のチアミンニ
リン酸（TPP）になる．これは，ピルビ
ン酸脱水素酵素や2-オキソグルタル酸脱
水素酵素による反応の際の補酵素である．また，ロイシン・イソロイシン・バリ
ンなどの分枝アミノ酸代謝に関する反応，ペントースリン酸回路*のトランス
ケトラーゼの補酵素として作用する．

ビタミンB₁は豚肉，レバー，穀物の胚芽，酵母，落花生などに多く含まれ
ている．ビタミンB₁の欠乏症には脚気，多発性神経炎，ウェルニッケ脳症な
どが知られている．

2 ビタミンB₂（リボフラビン）

ビタミンB₂（図5-2）は，フラビンモノヌクレオチド（FMN）やフラビン
アデニンジヌクレオチド（FAD）に変化して酸化還元反応や酸素添加反応の
際の補酵素として作用する．したがって糖質代謝，脂質代謝，およびアミノ酸
代謝に広く関与する．

ビタミンB₂は，ウナギ，酵母，レバー，鶏卵などに多く含まれている．欠
乏症として成長障害のほか，眼・口唇・舌・皮膚・神経組織などに症状が現れ
る．角膜辺縁における血管の増生，角膜内への侵入による目の充血がみられ，
また，口角炎などを呈する．皮膚には特有の皮膚炎がみられる．

3 ビタミンB₆

ビタミンB₆（図5-3）は，ピリドキシン，ピリドキサール，ピリドキサミ
ンを合わせたものの総称である．

ビタミンB₆は生体内でピリドキサールリン酸（PLP）という補酵素になり，
アミノ酸のアミノ基転移反応などに関与する．その他，グリコーゲンの加リン

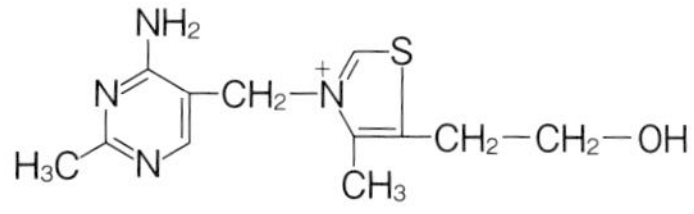

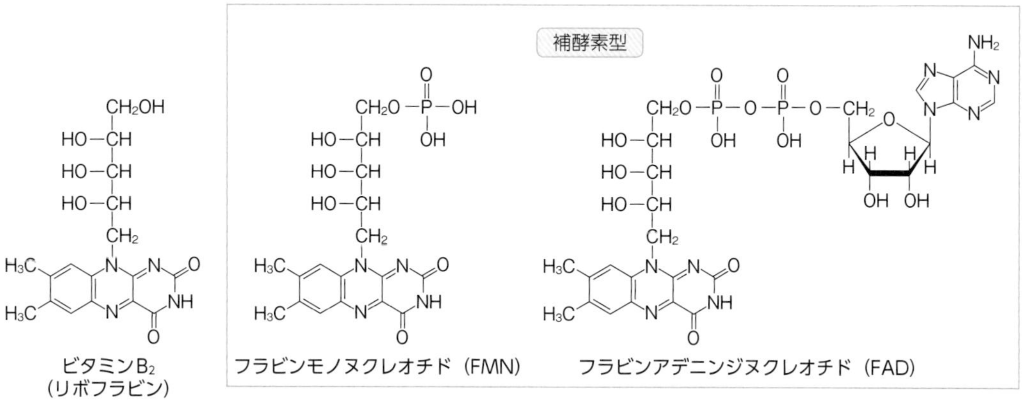

図5-1　ビタミンB₁（チアミン）

用語解説*
補酵素
酵素の機能を発揮するの
に必要な低分子の化合
物．タンパク質から成る
酵素とともに代謝反応を
促進する．補酵素は，水
溶性ビタミンの誘導体が
多い．

用語解説*
ペントースリン酸回路
グルコースからリボース
などのペントースやその
他の物質を作り出す過程．

➡ ペントースリン酸回路に
ついては，3-1章5節
p.64参照.

5

ビタミンとその欠乏症

ビタミンの多くは摂取後，体内で活性型に変化するが，水溶性ビタミンの多くは補酵素となってさまざまな代謝過程を支える．
ビタミンB₂は体内でリン酸が結合した形の補酵素FMNと，さらにリボース，アデニンが結合した補酵素FADに変化する．

図5-2　ビタミンと補酵素の関係

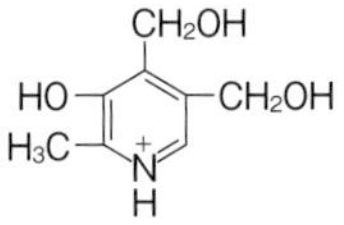

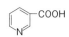

図5-3 ビタミンB6
　　　（ピリドキシン）

図5-4 ナイアシン
　　　（ニコチン酸）

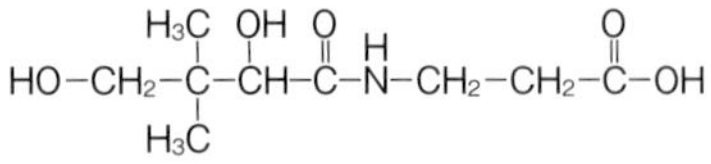

図5-5 パントテン酸

酸分解・加水分解などの反応にも関与している.

　ビタミンB6は肉, 魚, レバー, 豆などに多く含まれ, その欠乏症としては, 皮膚炎, けいれん, 貧血, 動脈硬化, 脂肪肝および肝硬変などが知られる.

４ ナイアシン（ニコチン酸）, ナイアシンアミド（ニコチンアミド）

　ナイアシン（ニコチン酸）（図5-4）, **ナイアシンアミド（ニコチンアミド）**は, 生体内で補酵素の**ニコチンアミドアデニンジヌクレオチド（NAD⁺）**および**ニコチンアミドアデニンジヌクレオチドリン酸（NADP⁺）**になる. 酸化還元反応における補酵素として, 非常に重要な物質である. したがって生体中には豊富に存在し, 欠乏症は比較的発症しにくい. 代表的な欠乏症は, ペラグラである.

５ パントテン酸

　パントテン酸（図5-5）は**補酵素A（CoA）**を構成する成分として, 糖および脂肪酸の代謝に重要な物質である.

　グルコース由来の物質や脂肪酸が分解されるためには, その前段階として分解されやすい形に変化する必要がある. 補酵素Aと糖の分解物が結び付くことでアセチルCoA（活性酢酸）が作られ, さらに高度な分解を受け, エネルギーが取り出される. また, 補酵素Aは脂肪酸と結び付いてアシルCoA（活性脂肪酸）を作り出す. これからさらにアセチルCoAが生成されて糖の場合と同様に分解される.

　したがって, パントテン酸が欠乏すれば細胞内のCoAの不足からエネルギー代謝に異常を来す. パントテン酸もまた, 肉, 魚介類をはじめ多くの食品に含まれている.

６ ビオチン

　ビオチン（図5-6）は, 炭酸固定や炭酸転移反応の際の補酵素として関与す

ペラグラ

　ペラグラはイタリア語で「皮膚の痛み」を意味する. ナイアシン欠乏に加え, 日光に当たることによって激しい皮膚炎が発生する. この他に消化管障害による下痢, さらに認知症が特徴的である.

　かつてはトウモロコシを主食とする北イタリアやアメリカ南部などの地域で多くみられた. これはトウモロコシ中のナイアシンが利用できない形で存在しているからであり, 食生活の偏りが原因と考えられる. なお, ナイアシンに由来する補酵素NAD⁺はアルコールの代謝で消費されるため, アルコール多飲者ではペラグラが発症しやすくなる.

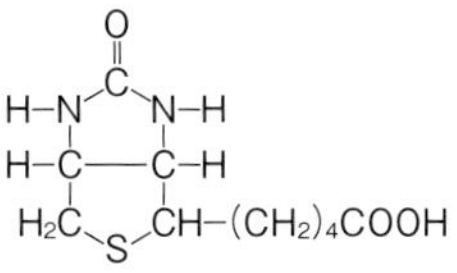

$(CH_2)_2-CONH_2$

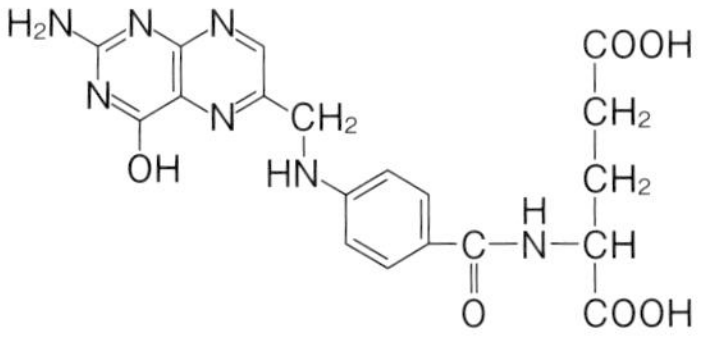

CH_3 CH_2CONH_2

NH_2CO-CH_2 $(CH_2)_2-CONH_2$

CN

Co^+

NH_2CO-CH_2 CH_3 CH_3

$(CH_2)_2-CONH_2$

CH_3 $C=O$

CH_3-CH_2-NH

$O=P-O^-$ OH CH_3 5,6-ジメチル
ベンツイミダ
ゾール部分

$HO-CH_2$ CH_3

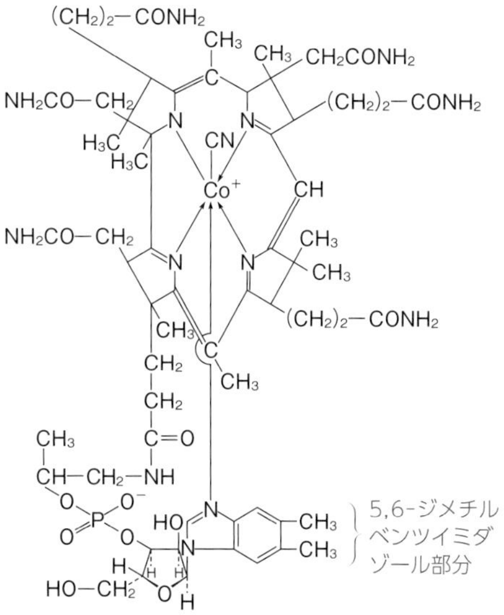

金属元素のコバルトを含んだコリン環と呼ばれる部分とヌクレオチドから成る.

図5-8 ビタミンB12（シアノコバラミン）

H-N O N-H
H-C C-H
H_2C S CH-$(CH_2)_4COOH$

図5-6 ビオチン

H_2N N N
N N
OH HN CH_2 COOH
CH_2
CH_2
C=O NH CH COOH
H

図5-7 葉酸

る．ビオチンはほとんどの食品に含まれており，さらに腸内細菌によって産生されるため，成人では欠乏症を起こしにくい．

乳児期における欠乏症では皮膚炎がみられる．

7 葉酸

葉酸（図5-7）は体内では**テトラヒドロ葉酸**になり，核酸中の塩基の合成やアミノ酸代謝に関与している．DNA合成や細胞分裂にとって重要なビタミンである．

葉酸はレバー，野菜などに比較的多く含まれている．葉酸の欠乏症としては巨赤芽球性貧血，心悸亢進，疲労，めまい，舌炎，口角炎，うつ病などがある．

8 ビタミンB12（シアノコバラミン）

ビタミンB12（図5-8）は悪性貧血に有効な因子として，肝臓から抽出されたコバルト（Co）を含む赤い結晶である．核酸合成の際のメチル化反応*に重要な物質である．小腸での吸収には，胃から分泌される内因子と呼ばれる糖タンパク質が必要である．

ビタミンB12はレバー，魚介類，牛乳，卵などに多く含まれる．欠乏症としては悪性貧血が代表的である．

9 ビタミンC（アスコルビン酸）

ビタミンC（図5-9）の生理作用としては**コラーゲン生成**におけるプロリンおよびリシンのヒドロキシ化，胆汁酸生合成系におけるコレステロールのヒドロキシ化，カテコールアミンの生成などがあり，重要な反応に必要な物質である．ヒ

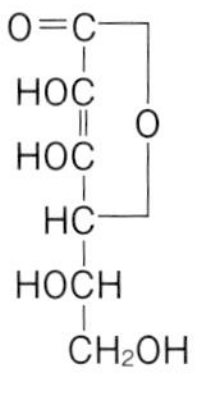

O=C
HOC O
HOC
HC
HOCH
CH_2OH

図5-9 ビタミンC（アスコルビン酸）

plus α

葉酸と紫外線

葉酸は紫外線に弱く，皮膚の色が薄い人が強い紫外線を浴びると，体内の葉酸が破壊される．妊娠中に葉酸が不足すると神経管異常の児が生まれる危険性があり，妊婦が過度に紫外線を浴びることは要注意である．

用語解説*

メチル化反応

ある物質にメチル基を結合させる反応．核酸合成の際にもみられる．

plus α

ビタミン不足と貧血

貧血とは赤血球に含まれるヘモグロビンの量や機能が低下した状態のことで，ある種のビタミン不足は貧血を招く原因となる．ビタミンB12は赤血球合成に深く関与し，不足すると赤血球の分化が正常に行われず，酸素を運搬できない巨赤芽球が産生される．これを巨赤芽球性貧血という．葉酸も不足すると巨赤芽球性貧血となるが，予後は比較的良好である．

用語解説*

壊血病

コラーゲンは体内のタンパク質の約30%を占め，細胞間の隙間を埋める結合組織の主成分である．コラーゲンにはヒドロキシプロリンという特殊なアミノ酸が含まれるが，ビタミンCはその合成に必要である．ビタミンCが欠乏すると正常なコラーゲンが作られなくなり，結合組織がもろくなって出血しやすくなる．これが壊血病である．

ト，モルモットなど以外の動物では，ビタミンCはD-グルコースからウロン酸回路によって合成されることが知られているが，ヒトでは合成に必要なL-グロノラクトンオキシダーゼを欠いているため生合成できない．

ビタミンCを含む食品は果物，野菜，いも類などである．代表的な欠乏症は壊血病*であり，歯肉の出血，皮下出血，消化管出血，骨膜下出血などを来す．

3 脂溶性ビタミン

脂溶性ビタミンとしては，欠乏すると夜盲症や角膜乾燥症を呈するビタミンA，抗くる病因子としてビタミンD，抗不妊因子としてビタミンE，抗出血性因子としてビタミンKなどが発見されていった．それらの生理機能については分子レベルでの機構が明らかになるにつれ，急速に解明されていった．

主な脂溶性ビタミンの名称や機能の概略，欠乏症を表5-2に示す．

1 ビタミンA（レチノール，レチナール，レチノイン酸）

ビタミンA（図5-10）は，アルコール型の**レチノール**として肝臓に蓄えられる．レチノールとしては動物にのみ存在する．生体内でビタミンAに変化するプロビタミン*としては植物性のβ-カロテンがある．

レチノールのアルデヒド型である**レチナール**は，視覚物質のロドプシンの構成成分として重要である．

レチノイン酸は，レチナールが体内で酸化されることにより生成する．成長や細胞分化などに関連するが，視覚には関与しない．

ビタミンAは，視覚作用に関与するほか，抗酸化作用を有し，上皮組織や免疫機能に関与している．

ビタミンAを多く含む食品は，レバー，バター，卵黄などがある．**プロビタミンA**の**カロテン**は，海藻類，かぼちゃ・にんじんなどの緑黄色野菜に多く含

用語解説*
プロビタミン
ビタミンの前駆体（前段階の物質）．体内や体外で変化してビタミンに変わる．

表5-2 脂溶性ビタミンの分類と機能

ビタミン	物質名	機　能	欠乏症
ビタミンA プロビタミンA	レチノール レチナール レチノイン酸 カロテン	視覚，上皮組織の正常維持	夜盲症，角膜乾燥症，皮膚・粘膜の角化
ビタミンD プロビタミンD	エルゴカルシフェロール（D$_2$） コレカルシフェロール（D$_3$） エルゴステロール（D$_2$） 7-デヒドロコレステロール（D$_3$）	Ca^{2+}の腸管吸収，骨の生成	くる病，骨軟化症
ビタミンE	トコフェロール	生体内抗酸化作用	不妊症，筋萎縮症，動脈硬化症，溶血性貧血
ビタミンK	フィロキノン（K$_1$） メナキノン（K$_2$）	γ-カルボキシグルタミン酸の生成	血液凝固阻害

ビタミンの名称，特に物質名は代表的なものにとどめた．実際には派生する化合物なども同一のビタミンとして扱われる場合が多い．欠乏症なども代表例にすぎないため，関連する科目で学習が必要である．

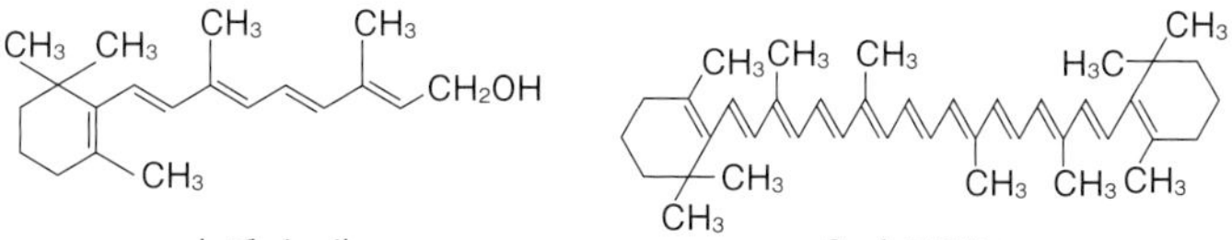

図の化学構造式

レチノール　　　　　　　　　　　β-カロテン

β-カロテンは炭化水素で構成されており, レチノールも1価のアルコールであり, 脂溶性が高い.

図5-10　ビタミンA（レチノール）とプロビタミンA（β-カロテン）

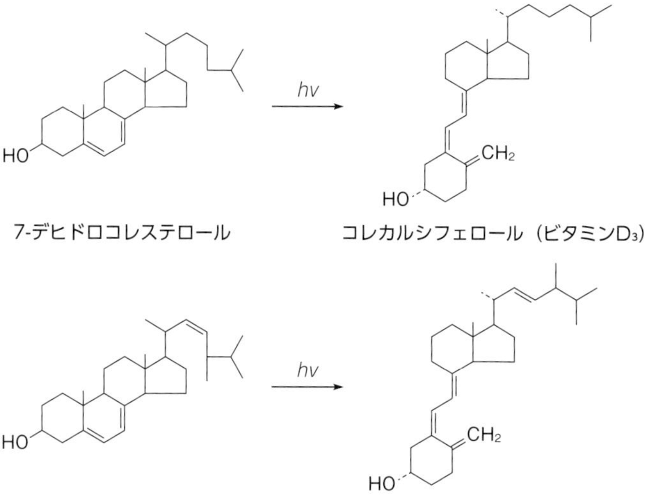

7-デヒドロコレステロール　　　hv　　　コレカルシフェロール（ビタミンD_3）

エルゴステロール　　　hv　　　エルゴカルシフェロール（ビタミンD_2）

図5-11　プロビタミンDと活性型ビタミンD

プロビタミンD（7-デヒドロコレステロール, エルゴステロール）は, 紫外線の照射（hv）によって活性型ビタミンD（コレカルシフェロール, エルゴカルシフェロール）に変化する. 活性型ビタミンDはカルシウムの吸収を促進する. かつて日照時間の不足した地域に「くる病」などの骨疾患がみられたのは, この反応が進行しないためである.

まれる. 欠乏すると, 夜盲症, 角膜乾燥, 免疫力低下などが起こる.

2 ビタミンD（カルシフェロール）

　ビタミンD（図5-11）とは, **プロビタミンD**が紫外線によって変化し, 生成した抗くる病因子をいう. ビタミンDにはいくつかの種類があるが, 一般的にビタミンDとは, **ビタミンD_2（エルゴカルシフェロール）**と**ビタミンD_3（コレカルシフェロール）**を示す. エルゴステロールがプロビタミンD_2, 7-デヒドロコレステロールがプロビタミンD_3として皮膚中で紫外線の作用を受けて, それぞれビタミンD_2, D_3に変化する. ビタミンDはカルシウム（Ca）とリンの代謝に関係しており, 腎臓で活性化されたビタミンDは小腸におけるカルシウム吸収や腎尿細管のカルシウム再吸収を促進し, 骨の生成を促す.

　しいたけなどの植物性食品にはエルゴステロール（プロビタミンD_2）が含まれ, 魚の肝油などの動物性食品には7-デヒドロコレステロール（プロビタミンD_3）が含まれる. 欠乏すると乳幼児・小児の場合はくる病*が現れ, 成人・老人では骨軟化症, 骨粗鬆症のような骨疾患となって現れる.

3 ビタミンE（トコフェロール）

　ビタミンE（図5-12）はネズミの抗不妊因子として発見された. 生体膜に存在し, 生体膜リン脂質の不飽和脂肪酸の過酸化反応を防ぐ. このような抗酸化作用をもつビタミンを**抗酸化ビタミン**という. 脂質の過酸化物は, 多くの疾

コンテンツが視聴できます（p.2参照）

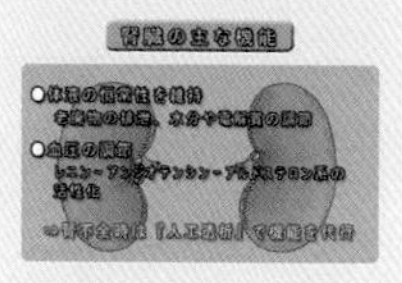

●腎臓の働きと腎不全に関する基礎知識〈アニメーション〉

用語解説 *

くる病

活性型ビタミンDの欠乏などにより, 腸管でのカルシウムの吸収が低下し, 細胞におけるカルシウムの利用が妨げられることで骨の石灰化障害が起こり, 骨格異常を起こす疾患である. 脊椎や四肢骨の弯曲や変形が起こり, 脊椎側弯やO脚, X脚などの形態的な変化を生じる. 同時に, カルシウムは筋力の維持など生理作用が多く, 不足すると筋力低下や筋肉の拘縮なども引き起こす. 治療には紫外線の照射, ビタミンDの投与が有効である.

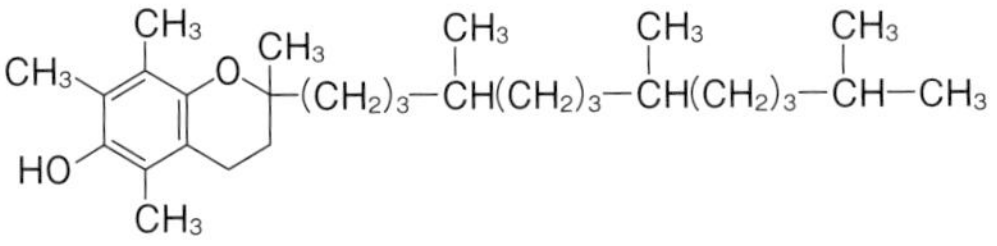

トコフェロールにはα，β，γ，δの4種あり，最も生理作用の強いものがαである．

図5-12　ビタミンE（α-トコフェロール）

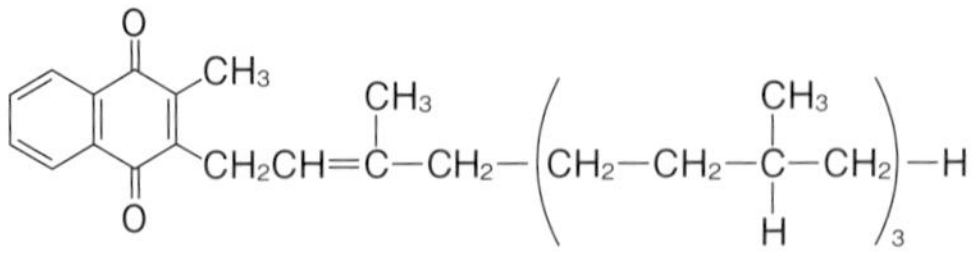

図5-13　ビタミンK₁（フィロキノン）

患の原因物質や老化の原因物質とも考えられており，ビタミンEの摂取はこれらを予防しうる．トコフェロールは穀物胚芽，植物油，魚類などに含まれる．

4　ビタミンK

ナフトキノン化合物*のうち，ビタミンKが欠乏した動物に投与されたときに抗出血作用を示す物質を**ビタミンK**（図5-13）という．自然界に存在するのは**ビタミンK₁（フィロキノン）**と**ビタミンK₂（メナキノン）**であるが，化学合成されたものを含めると多くの種類がある．生体内ではビタミンK₁はビタミンK₂に変化し，生理作用を発揮する．

ビタミンK₁は主として葉緑体で産生されるため，緑黄色野菜中に多量に含まれている．ビタミンK₂は腸内細菌によって産生される．ビタミンKは血液凝固系物質の一つであるプロトロンビン*の合成・活性化に関係していて，そのため抗出血作用をもつ．ビタミンKの欠乏がみられる例として，静脈栄養患者，長期にわたる抗菌薬投与時の患者などが挙げられる．また，腸内細菌叢が不完全な新生児もビタミンKが欠乏しやすく，消化管からの出血による吐血や下血がみられることがある．これを新生児メレナといい，出生後にビタミンKを投与することで防ぐことができる．

用語解説*
ナフトキノン化合物
ビタミンKにみられる分子構造．ナフトキノン類のすべてがビタミンKではない．

用語解説*
プロトロンビン
血液凝固因子の一つ．この物質が欠ければ血液は凝固できない．プロトロンビンの働きにはγ-カルボキシグルタミン酸という特殊なアミノ酸が必要である．ビタミンKはこのアミノ酸を合成する反応に補酵素として機能する．

臨床場面で考えてみよう　ワルファリンと納豆・青汁

抗凝血薬のワルファリンの投与を受けている患者さんから「納豆を食べたり青汁を飲んだりしてはいけないのはなぜ？」と質問を受けた．

ワルファリンはビタミンKの作用を妨げることによって血液凝固を阻害する．ところが納豆や青汁はビタミンKを多量に含むため，ワルファリンの効果を弱くしてしまうことを伝えよう．また，食品中の物質が薬の効き方に影響することがあることも覚えておこう．

重要用語

水溶性ビタミン	ナイアシン	ビタミンB₁₂	ビタミンD
ビタミンB₁	パントテン酸	ビタミンC	ビタミンE
ビタミンB₂	ビオチン	脂溶性ビタミン	ビタミンK
ビタミンB₆	葉酸	ビタミンA	

6 遺伝情報

こんなところに生化学！

インスリン治療と遺伝子 編

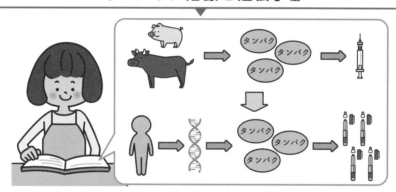

　看護学生のPさんの父親は糖尿病の治療中で，毎食前にインスリンを注射している．ある日注射薬の添付文書を見た父親が，「『遺伝子組換え』と書いてあるけれど，それってどういうこと？」と質問してきた．そこで，Pさんは遺伝子組換え技術を用いた医薬品について調べてみることにした．

　かつて，インスリンはブタやウシなどから抽出して薬にしていた．しかし，生産にかかる時間や費用などの問題から，現在では遺伝子組換え技術を用いている．これは，遺伝子が発現するしくみを応用した技術で，大腸菌などの宿主にヒトインスリン遺伝子を組み込み，医薬品として用いられるインスリンを大量に作らせることができるようになった（ヒトインスリン製剤）．さらに，インスリンの一部のアミノ酸を変化させ，体内におけるインスリンの作用持続時間などを変化させることも可能となっている（インスリンアナログ製剤）．

　現在では，インスリンだけでなくがんの治療薬など，遺伝子組換え技術を用いた多くのバイオ医薬品の開発が進んでいる．調べたことを伝えると，Pさんの父親は「遺伝子組換えと聞くと食品のイメージだったけれど，さまざまなところに使われているんだね」と感心した様子であった．生化学は医療の発展に欠かせない分野なのである．

学習目標

◉ 遺伝情報が何に担われ，どのように保存されているのかを理解する．

◉ 遺伝情報がどのようにして次の世代へ伝わるのかを理解する．

◉ 遺伝情報がどのようにしてRNAやタンパク質として発現するのかを理解する．

◉ 遺伝子の変化が身体にどのような変化を及ぼすのかを理解する．

◉ 今日の医学的な課題と遺伝子を含む生命科学の研究成果の利用について理解する．

1 DNA：遺伝情報を担う物質

　デオキシリボ核酸（**DNA**）は核の中にあり，個体の形成と維持に関する詳細な設計図ともいうべき遺伝情報が書かれており，生命の源ともいえる物質である．1953年にワトソン（Watson, J.D.）とクリック（Crick, F.H.C.）がDNAの**二重らせん構造**モデルを提唱して以来，遺伝情報の保存や発現に関するしくみが解明されてきた．今日，DNAの複製や転写・翻訳の機構の解析が進み，それをもとに生命科学は大きく変化し，遺伝子診断・遺伝子治療といった形で医療への応用も広がりつつある．

　本章ではDNAがどのように細胞内に収められているのか，DNAの遺伝情報はどのようにして保存され，発現していくのかについて学び，DNAの変化がどのようにして疾患につながるのかなど，臨床での遺伝情報の活用について視野を広げていく．

1 DNAの構造

　遺伝情報を記録している物質であるDNAは，デオキシリボースとリン酸，塩基が結合したヌクレオチドで構成された核酸である．ヒトの場合，**ヌクレオチド**は約30億対，長さにして約1mにも及ぶ．この中でタンパク質やrRNA，tRNAになる情報をもっている部分を**遺伝子**という．DNAの遺伝情報のうち，タンパク質をコードする遺伝子は2万2千～3千個ほどで，これは全塩基配列中のわずか数％にすぎない．DNAの大部分を占める残りの部分は，まだ役割がわからない部分も多いが，ncRNAと呼ばれる遺伝子（➡p.157参照）や遺伝子の発現調節に関わるタンパク質が結合する部分も含まれている（図6-1）．

　では，どのようにして膨大な遺伝情報が小さな核の中に収められているのだろうか．DNAは非常にコンパクトな形に折り畳まれている．すなわち，二本鎖DNAが**ヒストン***と呼ばれるタンパク質の周りに2周巻き付いて，**ヌクレオソーム***というビーズのよ

plus α

ミトコンドリア DNA

DNAは核内にあるだけでなく，ミトコンドリアのタンパク質をコードするDNAの一部はミトコンドリアに保存されており，ミトコンドリア分裂時に複製される．これをミトコンドリアDNAといい，哺乳類では，細菌と同様に環状DNAで構成される．細菌と似たところが多いミトコンドリアは，真核細胞内に飲み込まれた細菌に由来すると考えられている（共生説と呼ぶ）．

➡ DNAの構造については，3-4章1節3項p.116参照．

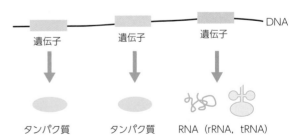

DNAの遺伝情報のうち，タンパク質やrRNA，tRNAになる情報がある部分を遺伝子という．遺伝子と遺伝子の間には役割のよくわかっていない領域がある．

図6-1　遺伝子の構造

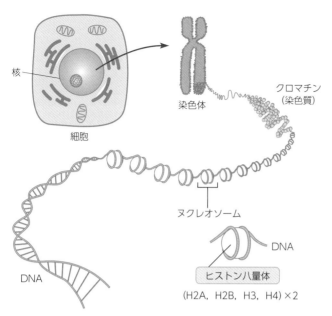

真核生物のDNAはクロマチン構造を作り、とてもコンパクトに折り畳まれ、核の中に収められている。

図6-2　真核生物のDNAの折り畳み構造

用語解説*
ヒストン

クロマチンのヌクレオソーム構造を形成するタンパク質。H1, H2A, H2B, H3, H4の5種類ある。このうちH1以外の4種類が2分子ずつ集まり、合計8分子でDNAが巻き付くためのコアと呼ばれる複合体を作る。どのヒストンも塩基性アミノ酸を多く含む低分子のタンパク質である。

用語解説*
ヌクレオソーム

DNAがヒストンコアの周りに巻き付いた、クロマチン中の構造体。

うな構造を作っている。これがさらにコイルを作ってコンパクトな**クロマチン***（**染色質**）となり、効率良く核内に収められている（**図6-2**）。ヒトの細胞は23対（46本）の**染色体**（クロモソーム）をもっているが、細胞分裂期以外の細胞ではすべてこのクロマチン構造をとっている。**分裂期***の細胞では、クロマチンはさらに凝縮し、光学顕微鏡でも観察できるようになる。

　細胞が23対（46本）の染色体をもつのは、母親（卵子）、父親（精子）それぞれから23本ずつの染色体を受け継いだからである。この23本の染色体にはヒトの遺伝情報のすべてが記録されており、この23本をひとまとめにして**ゲノム***という。つまり、ヒトの細胞は、母親と父親から受け継いだそれぞれ1セットずつ、合計2セットのゲノムをもっているのである。

2　遺伝情報の保存と発現

　DNAの塩基配列として記録されている遺伝情報を読み取り、タンパク質を合成するために必要な**RNA**（RNAには**mRNA**, **rRNA**, **tRNA**が含まれる）が作られる過程を**転写**という。さらに、転写によってmRNAに写し取られた遺伝情報をもとにアミノ酸配列が決定され、それに従ってタンパク質を合成する過程を**翻訳**という。

　このように遺伝情報を担うDNAは、DNAの複製によって保存されるだけでなく、mRNAを介してタンパク質へと伝えられ、生命維持のためのさまざまな機能を発揮する。この過程を**遺伝情報の発現***という。多くの生物では、遺

用語解説*
クロマチン

真核生物のDNAとヒストンの複合体。細胞が分裂していないとき（間期）は核内に拡散し、分裂するとき（分裂期）にはコンパクトな染色体に凝縮される。

用語解説*
分裂期

細胞が分裂している期間のこと。M期ともいう。

用語解説*
ゲノム

一つの細胞、生物などの全遺伝情報のこと

➡ RNAについては、3-4章1節4項p.117参照。

用語解説*
遺伝情報の発現

DNAに保存されている遺伝情報に基づき、タンパク質が作られることをいう。

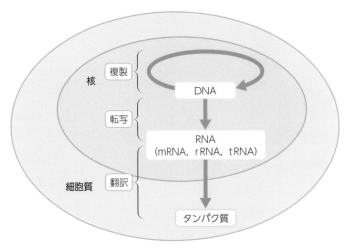

遺伝情報はDNAからRNAそしてタンパク質へと一方向へ流れて発現する.

図6-3　DNAの複製・転写・翻訳

plus α

遺伝情報の保存

例外として，新型コロナウイルス感染症（COVID-19）の原因ウイルスであるSARS-CoV-2やエイズウイルス，インフルエンザウイルスなどのRNAウイルスは遺伝情報がRNAに保存されている．そのため，変異が入りやすく，ワクチン製剤が作りにくい.

用語解説 *

原核生物

細胞内に膜で包まれた小器官（核やミトコンドリアなど）をもたない原始的な単細胞生物．細菌類などがこれに属する.

用語解説 *

真核生物

細胞内に膜で包まれた小器官をもつ生物.

伝情報を保存できるのはDNAのみであって，タンパク質やRNAに遺伝情報が保存されることはない．**原核生物***でも**真核生物***でも，DNAからRNA，タンパク質への流れは共通である．しかし，原核生物では核膜がなくDNAがむき出しの状態のため，転写が行われている最中に翻訳も行うことができる．一方，真核生物ではDNAが核膜に囲まれているため，複製と転写の過程は核内で行われ，翻訳は細胞質で行われるという違いがある（図6-3）.

2　DNAの複製：遺伝情報のコピー

　細胞は分裂するたびに全く同じDNAを2組作り，新しく生まれた（娘）細胞に伝えなければならない．このように，全く同じDNAのコピーを作ることをDNAの**複製**という.

1　複製の基本的な機構

　複製ではまず二本鎖DNAがほどけ，2本の一本鎖DNAとなることが必要である．この反応を触媒する酵素を**DNAヘリカーゼ**という．次いで，それぞれのDNA鎖が鋳型となって，4種類のデオキシリボヌクレオチド（dATP, dGTP, dCTP, dTTP）をつなぎ合わせることによって，それぞれに相補的な鎖が合成される（図6-4）．複製は，すぐ前のデオキシリボヌクレオチドの3′末端に次のデオキシリボヌクレオチドがつなげられる形で進むため，5′→3′の方向に進んでいく．この反応は**DNAポリメラーゼ**という酵素によって触媒される．この酵素は，鋳型DNAの塩基と相補的な塩基だけをつなぐことができる酵素である（図6-5）.

　こうしてできた二つのDNA分子（図6-4中の娘DNA分子）は，ともに二本

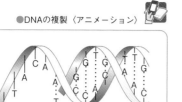
●DNAの複製〈アニメーション〉

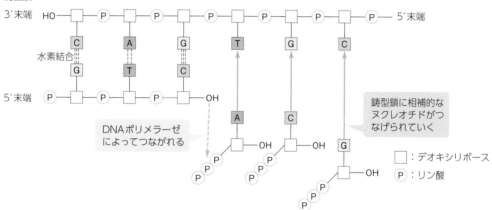

親DNA分子

娘DNA分子

2本の鎖はそれぞれ新しく合成されるDNAの鋳型として働く。複製が終わると、親DNA分子と同じ塩基配列をもった二つの娘DNA分子ができる。

図6-4　DNA複製のモデル

鋳型鎖

3′末端　HO

水素結合

5′末端

DNAポリメラーゼによってつながれる

鋳型鎖に相補的なヌクレオチドがつなげられていく

□：デオキシリボース
Ⓟ：リン酸

複製はDNAポリメラーゼによって、すぐ前のデオキシリボヌクレオチドの3′末端に次のデオキシリボヌクレオチドがつなげられて進行する。したがってDNAの合成は5′→3′の方向へ進む。

図6-5　DNAの複製反応

鎖のうち、1本が鋳型となったDNA鎖で、もう1本が新しく合成されたDNA鎖である。このように、常に鋳型となる元のDNA鎖を残しながら新しいDNAが合成されていく。このためDNAの複製は**半保存的複製**と呼ばれる（図6-6）。DNAの複製はDNAの一定の場所（これを**複製開始点**という）から始まり、両方向に進む。複製開始点は染色体上に数多くあり、複製はそこから一斉に始まる（図6-7）。

2 DNAの損傷と修復

DNAはさまざまな環境的要因（外因性のDNA損傷物質）あるいは正常な代

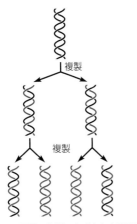

$\sim\!\!\sim$ 1回目の複製で合成されたDNA鎖

$\sim\!\!\sim$ 2回目の複製で合成されたDNA鎖

複製されたDNAは常に1本が鋳型となった鎖，1本が新しく合成された鎖から成っている.

図6-6　半保存的複製

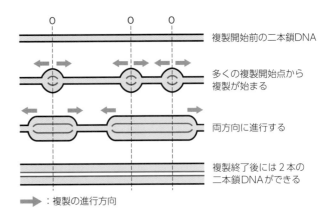

複製開始前の二本鎖DNA

多くの複製開始点から複製が始まる

両方向に進行する

複製終了後には2本の二本鎖DNAができる

➡ ：複製の進行方向

DNAの複製はDNA上の特定の複製開始点（O）から始まり，両方向に向かって進行する.

図6-7　複製開始点

謝活動中の合成エラー（内因性のDNA損傷作用）によって損傷を受けている. 外因性のDNA損傷物質としては，紫外線，放射線，たばこに含まれるベンゾピレンなどがあり，これらによる**DNA損傷**の蓄積は，遺伝病，特にがんの発生と深く関連している.

　また，内因性のDNA損傷作用には，活性酸素種（ROS）による酸化などがあり，1細胞当たり1日に数万回の頻度で損傷が起こっている. それに加え，複製のエラーは1日数千回の頻度で起こっている.

　しかし，DNAには，その中に蓄えられている遺伝情報を正確に受け継ぐための，損傷を修復する機構が存在する. これを**DNA修復**機構と呼ぶ. これには，単一の塩基対に対する損傷を修復する塩基除去修復や，DNA複製の際に生じた誤りを修復するミスマッチ修復などがあり，多くの複雑な修復機構によって，遺伝情報は正確に保存されている.

3 DNAからRNAへの転写：遺伝情報の読み取り

　DNAには，遺伝情報を保存し子孫へ伝える複製の鋳型となる役割とともに，遺伝情報をRNAへ読み取るための鋳型となる役割もある. DNA上の遺伝情報をRNAへ読み取る過程を**転写**という.

　DNAを鋳型として合成されるRNAには，主に**rRNA，tRNA，mRNA**の3種類がある. rRNAは**リボソーム***の構成成分として，tRNAはアミノ酸の運搬役として，mRNAはDNAの塩基配列をアミノ酸の配列に変換するために使われる（➡p.152参照）.

用語解説*

リボソーム

rRNAとリボソームタンパク質から成る小胞. 細胞質にあり，mRNAからのタンパク質の翻訳に関わる.

1 転写反応

DNAの塩基配列として記録されている遺伝情報の発現のためには，情報を遺伝子ごとに読み取らなければならない．この役割を担う酵素が**RNAポリメラーゼ**である．

RNAポリメラーゼは二本鎖DNAの一方を鋳型として，これに相補的な4種類のリボヌクレオチド（ATP，GTP，CTP，UTP）をつないでRNAを合成していく．合成はすぐ前のリボヌクレオチドの3′末端に次のリボヌクレオチドがつなげられるという形で進むため，RNAの合成は5′→3′方向に進んでいく．そして転写終了を合図する特別な塩基配列（**ターミネーター**）が現れると，RNAポリメラーゼと新しく合成されたRNAは離れていき，そこで転写は終了する．合成されたRNAは，鋳型となった鎖（**鋳型鎖**）と相補的なDNA鎖（**コード鎖**）のT（チミン）がU（ウラシル）に入れ替わっただけの，そのほかは全く同じ塩基配列をしている（図6-8）．

2 転写の基本的な機構

❶ 転写の3段階

真核生物は3種類のRNAポリメラーゼをもっている．RNAポリメラーゼⅠはrRNAを，RNAポリメラーゼⅡはmRNAを，RNAポリメラーゼⅢはtRNAと一部のrRNAを転写する役割をもっている．転写はすべて核内で行われ，開

plus α

DNAとRNA

DNAは基本的にデオキシリボ核酸の二本鎖であるのに対し，RNAはリボ核酸の一本鎖で存在する．RNAが二本鎖になると，RNAとしての機能に障害が生じる．

plus α

センス鎖（非鋳型鎖，コード鎖）

転写のときにRNAの鋳型となった鎖をアンチセンス鎖（鋳型鎖，非コード鎖），それと相補的なDNAの鎖をセンス鎖（非鋳型鎖，コード鎖）という．センス鎖の塩基配列と合成されたRNAの塩基配列は，T（チミン）がU（ウラシル）に替わっている以外は同じである．

6

遺伝情報

●DNAからRNAへの転写（遺伝情報の読み取り）〈アニメーション〉

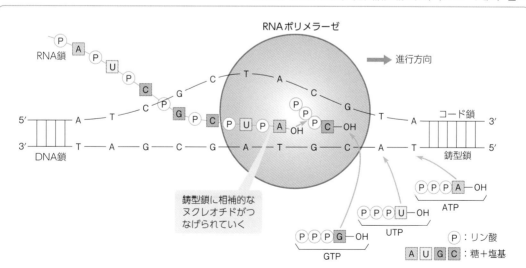

RNAポリメラーゼはDNAに沿って移動し，一方の鎖を鋳型（鋳型鎖）として，これに相補的なRNA鎖が5′→3′方向に合成される．鋳型鎖と合成されたRNAは相補的なため，コード鎖（鋳型鎖と相補的なDNA鎖）とRNAは，T（チミン）がU（ウラシル）に変化した以外は同じ塩基配列である．

図6-8　RNAの転写反応

始，伸長，終結の三段階がある．

❶ **開始** 開始段階では，RNAポリメラーゼをはじめ転写に関わる酵素がDNA上の転写開始部位（**プロモーター**）に結合する．このとき，転写因子と呼ばれるタンパク質がDNA上の特殊な塩基配列（**エンハンサー***あるいは**サイレンサー***）に結合し，転写を促進したり，抑制したりしている．

❷ **伸長** 転写は一本鎖DNA上でのみ起こるため，二本鎖を一本鎖にほどく必要があり，ここでもDNAヘリカーゼが機能する．伸長段階では，RNAポリメラーゼは結合しているDNAの塩基を正確に識別し，RNAを伸長させる．

❸ **終結** RNAポリメラーゼが遺伝子末端のターミネーターまでくると転写過程は終結する．

❷ mRNAの生成

mRNAが作られる場合，DNAから転写されたRNAを**hnRNA***と呼ぶ．hnRNAは，まず，**キャップ構造***の付加を受けるが，まだ完成されたmRNAではない．遺伝子にはタンパク質になる部分（**エキソン**）とならない部分（**イントロン**）があり，hnRNAはイントロンを含んでいる．次に，**スプライシング**という過程でイントロンが除かれ，エキソンのみが連なったmRNAとなり，最後に**ポリAテール***が付加され，完成型となる（**図6-9**）．完成したmRNAは核から細胞質に運ばれた後，翻訳に使われる．

3 遺伝子発現の調節

ヒトの成人の身体を構成する細胞は全部で約37兆個あり，そのすべてが一つの受精卵から分裂を繰り返して出来上がってきたものであるため，ほぼすべての細胞が全く同じDNAをもっている．しかし同じDNAをもっているにもかかわらず，ヒトの身体は脳・心臓・肝臓・皮膚などの特定の役割をもつ器官から成っている．それらの器官はそれぞれ特定の役割をもった細胞から構成されている．つまり，細胞はもっている遺伝情報は同じであっても，発生の過程で異なる機能や役割をもつ細胞に**分化***しているのである．それぞれの細胞は2万2千〜3千個ほどの遺伝子のすべてを働かせているのではなく，遺伝子の中からそれぞれの細胞に必要なタンパク質だけを作り出すように，遺伝子の働きを調節している（**図6-10**）．

このように，細胞の必要性に応じて働かせる遺伝子を選択することを**遺伝子発現**の調節といい，真核細胞では主に転写の過程で行われる．転写の調節はホルモンなどの因子によって行われ，どの細胞で，どの遺伝子を，いつ，どれほどの量を発現させるかを決定している．さらに，世代を超えて受け継がれるような特殊な修飾がDNA上のプロモーターに加わり，非常に緻密に転写のオンとオフを調節することで，細胞特有の表現型を規定している（**エピジェネティック制御**）．このようにして，発生の過程で特殊な機能をもつ細胞に分化し，器官を形成しながら個体の形成と維持が行われている．

用語解説*

**エンハンサーと
サイレンサー**

DNA上で転写を促進する配列をエンハンサー，抑制する配列をサイレンサーと呼ぶ．

用語解説*

hnRNA

ヘテロ核RNA．mRNA前駆体とも呼ばれる．

用語解説*

キャップ構造

RNAポリメラーゼⅡによって転写中のhnRNAの5′末端には，メチル化されたグアノシンが付加される．これをキャップ構造という．キャップ構造はタンパク質合成の開始時にリボソームとmRNAとの結合に関係する．また，mRNAが5′末端から分解されるのを防ぐ働きもある．

用語解説*

ポリAテール

mRNAの3′末端には200〜300塩基程度のアデニル酸が付いている．これをポリAテールという．ポリAテールは遺伝子の塩基配列を転写したものではなく，転写終了後に特殊なポリメラーゼによって付加される．ポリAテールは完成後のmRNAの細胞質への運搬をしたり，mRNAの分解を防いだりする働きがある．

用語解説*

分 化

個体の発生の過程で，神経や筋肉など，特別な機能をもった細胞が作り出されていくことをいう．ヒトの身体は200種類以上の異なった形質をもつ細胞から成っている．

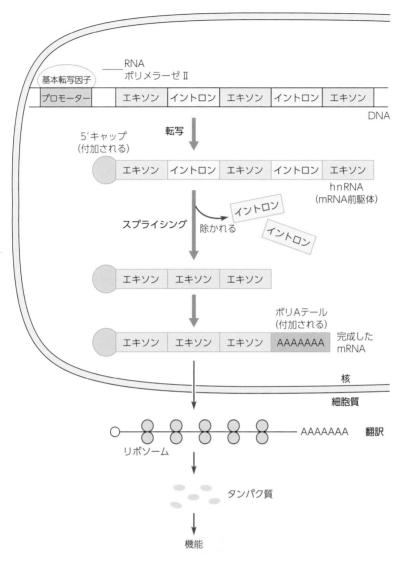

基本転写因子の助けを借りて，RNAポリメラーゼⅡがプロモーターに結合して合成が始まる．
hnRNAはスプライシングによってイントロンが除かれ，完成したmRNAになる．

図6-9　転写の基本的な機構

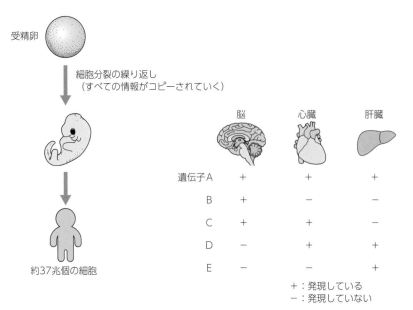

各器官を構成する細胞では，それぞれ異なった遺伝子が発現している．
それぞれの細胞では，必要なタンパク質が必要な量だけ作られるように調節されている．

図6-10 遺伝子発現の調節

4 RNAからタンパク質への翻訳：遺伝情報の解読

　翻訳とは，遺伝子の情報を写し取ったmRNAを鋳型として，タンパク質が合成される過程である．

　ここでは，どのような分子がタンパク質の合成に必要なのか，A・U・G・Cの塩基4種類の並ぶ順番がどのようにして20種類のアミノ酸の配列に変えられるのか，またタンパク質が実際にどのようにして合成されるのかをみていくことにする．

1 翻訳に関わる分子

　DNAからmRNAに転写された遺伝情報をもとに，アミノ酸配列が決定され，タンパク質が合成される過程を翻訳という．

　翻訳の過程は細胞質で行われ，mRNA，アミノ酸をペプチド結合でつなぐ装置としてのリボソーム，アミノ酸を運搬するtRNAが必要である．

1 mRNA

　mRNAには，タンパク質のアミノ酸配列を決める情報が載せられている．mRNAの連続した三つの塩基を一組として一つのアミノ酸が決められ，このアミノ酸に対応する連続した三つの塩基配列を**コドン**と呼ぶ．mRNA上のタンパク質に翻訳される領域（エキソンから成る領域，➡p.151 **図6-9**参照）を**翻訳領域**といい，その両側には翻訳されない部分（**非翻訳領域**）がある（**図6-11a**）．

➡ コドンについては，3-4章1節4項p.118参照．

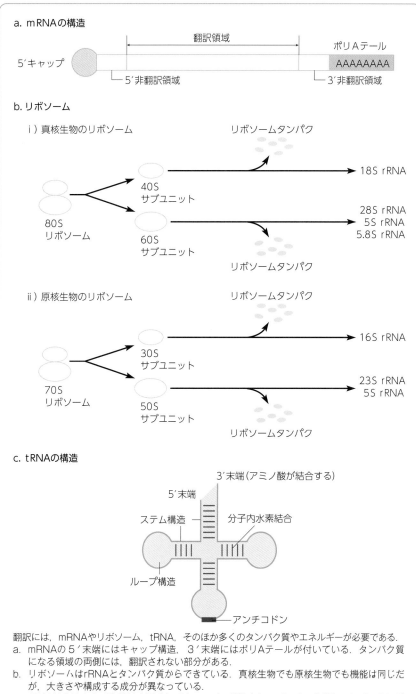

a. mRNAの構造

翻訳領域

ポリAテール

5′キャップ

AAAAAAAA

5′非翻訳領域

3′非翻訳領域

b. リボソーム

ⅰ）真核生物のリボソーム

リボソームタンパク

40S
サブユニット

18S rRNA

80S
リボソーム

60S
サブユニット

28S rRNA
5S rRNA
5.8S rRNA

リボソームタンパク

ⅱ）原核生物のリボソーム

リボソームタンパク

30S
サブユニット

16S rRNA

70S
リボソーム

50S
サブユニット

23S rRNA
5S rRNA

リボソームタンパク

c. tRNAの構造

3′末端(アミノ酸が結合する)

5′末端

ステム構造

分子内水素結合

ループ構造

アンチコドン

翻訳には，mRNAやリボソーム，tRNA，そのほか多くのタンパク質やエネルギーが必要である．
a. mRNAの5′末端にはキャップ構造，3′末端にはポリAテールが付いている．タンパク質
になる領域の両側には，翻訳されない部分がある．
b. リボソームはrRNAとタンパク質からできている．真核生物でも原核生物でも機能は同じだ
が，大きさや構成する成分が異なっている．
c. tRNAは分子の中で塩基対を形成してクローバー構造をとっている．先端にアンチコドンが
あり，3′末端に対応するアミノ酸が付く．

図6-11　翻訳に関わる分子

2 リボソーム

タンパク質合成の場である**リボソーム**は大小二つのサブユニットから成る. それぞれのサブユニットは, RNAポリメラーゼⅠとⅢによって転写される大小さまざまなrRNAと数十種のタンパク質で構成されている. リボソームは核内で作られた後, 細胞質へ運ばれ, そこでmRNAと出合ってアミノ酸をペプチド結合でつなぐ場として働く.

真核生物は40S, 60Sのサブユニットから成る80Sリボソームを形成し, 原核生物は30S, 50Sのサブユニットから成る70Sリボソームを形成する (図6-11b).

原核生物のリボソームは, タンパク質合成を行うという点では真核生物のリボソームと同じだが, 構成成分は異なっている. タンパク質合成を阻害する作用をもつタイプの抗生物質が病原細菌には有効で, ヒトには無害なのはこの理由からである. この性質を利用して私たちは, 抗生物質を医薬品として利用している.

3 tRNA

タンパク質の合成が行われるには, mRNA上の連続した三つの塩基（コドン）を正確に読み取らねばならない. アミノ酸自身にはその機能がないため, コドンとアミノ酸の間を仲介する物質が必要となる. その役割を担っているのが**tRNA**である. tRNAはRNAポリメラーゼⅢによって転写される約75〜95ヌクレオチドの小さなRNAである. 20種のアミノ酸すべてについて少なくとも１種以上のtRNAが存在する.

すべてのtRNAは分子の中で水素結合し, ステムとループと呼ばれる構造をもったクローバー型をしている（図6-11c）. 中央のループにmRNAのコドンを認識する３塩基から成る**アンチコドン**がある. アンチコドンは, mRNA上のコドンと相補的に結合する場所である. ３′末端にはコドンに対応するアミノ酸が結合することができる. つまりtRNAは, mRNA上に写し取られたDNAの遺伝情報をアミノ酸に置き換えるアダプターとして働くのである. アミノ酸と結合したtRNAは, **アミノアシルtRNA***と呼ばれ, 特定のtRNAと特定のアミノ酸との結合はアミノアシルtRNA合成酵素の作用によって行われる.

plus α

S（沈降係数）

40S, 60Sなどの "S" は沈降係数のことで, スベドベリ (Svedberg) 単位と呼ばれ, 遠心分離のときの沈降速度を示す係数として使われる. 一般にその数値が大きいほど分子量は大きいが, 同じ分子量でも比重や形状によって数値は変化する.

➡ アンチコドンについては, 3-4章１節４項p.118参照.

用語解説 *

アミノアシルtRNA

アミノ酸と結合したtRNAのこと. 例えばアラニンを運ぶtRNAは, tRNA^Ala と表され, それにアラニンが結合したものはAla-tRNA^Ala （アラニルtRNAと読む）と表される.

抗生物質

　微生物などによって作られる化学物質で, ほかの微生物の成育や機能を妨げる物質. 代謝を阻害するもの, 細菌壁を破壊するもの, タンパク質合成を阻害するものなど作用はさまざまである. 医薬品として利用する場合は, ヒトのような真核生物と病原菌などの原核生物の違いを利用しているものが多い. ヒトには存在しない細胞壁に特異的に作用するペニシリン類は抗生物質の代表例である. 抗生物質と抗菌薬という言葉がある. 抗生物質は本来「微生物が作った化学物質」を人間が合成したものであるのに対し, 抗菌薬は抗生物質を人工的にさらに改良したものであり, 自然界に存在しないものをいう.

2 遺伝暗号（コドン）

mRNAでは，連続した三つの塩基を一組として一つのアミノ酸が対応付けられている．この三つの塩基の組み合わせを**コドン***と呼ぶ（**図6-12**）．mRNAの塩基にはA，U，G，Cの4種類があるため，異なるコドンの数は全部で$4^3=64$（通り）となる．この64種のコドンによって，タンパク質合成に使われる20種のアミノ酸が規定されている．**表6-1**に示す64のコドンのうち，**AUG**はメチオニン（Met）を規定する唯一のコドンであると同時に，タンパク質合成開始の合図であるため**開始コドン**ともよばれる．**UAA**，**UAG**，**UGA**の3種類のコドンは対応するアミノ酸が存在しないため，**終止コドン**としてタンパク質合成の終了を示す．

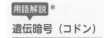

用語解説*

遺伝暗号（コドン）

DNAあるいはRNAの塩基の並び方で，アミノ酸の並び方を決める暗号，つまりコドンのこと．3塩基の並びで一つのアミノ酸が決まる．タンパク質合成を始めたり，終了させたりする暗号もある．

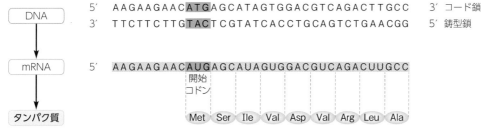

mRNAの塩基配列は鋳型となったDNA鎖と相補的である．mRNAに写し取られた遺伝情報は，連続した三つの塩基を一組にしてアミノ酸に読み替えられる．

図6-12　DNA，mRNA，タンパク質の関係

表6-1　遺伝暗号表

1番目 （5'末端側）	2番目				3番目 （3'末端側）
	U	C	A	G	
U （ウラシル）	Phe Phe Leu Leu	Ser Ser Ser Ser	Tyr Tyr 終止 終止	Cys Cys 終止 Trp	U C A G
C （シトシン）	Leu Leu Leu Leu	Pro Pro Pro Pro	His His Gln Gln	Arg Arg Arg Arg	U C A G
A （アデニン）	Ile Ile Ile Met（開始）	Thr Thr Thr Thr	Asn Asn Lys Lys	Ser Ser Arg Arg	U C A G
G （グアニン）	Val Val Val Val	Ala Ala Ala Ala	Asp Asp Glu Glu	Gly Gly Gly Gly	U C A G

AUGはメチオニンのコドンであると同時に，タンパク質合成の開始コドンでもある．

3 翻訳（タンパク質合成）の過程

リボソームの上では，コドンに対応するtRNAによって次々と運ばれてくるアミノ酸が**ペプチド結合**（➡p.94 用語解説参照）でつながれ，タンパク質が合成される．

タンパク質の合成は開始コドン（AUG）から始まる．開始コドンはメチオニンのコドンでもあるため，最初に，メチオニンと結合したtRNAがリボソームとmRNAに結合する．次のコドンに対応するアミノ酸がtRNAによって運ばれてくると，そのアミノ酸はメチオニンとペプチド結合でつながれ，空になったtRNAはリボソームから離れていく．それと同時にリボソームがコドン1個分だけ移動し，次のコドンに対応するアミノ酸がtRNAによって運ばれてくる．この反応を繰り返しながら，リボソームはmRNAの上を移動していき，タンパク質を合成していく．終止コドン（UAA，UAG，UGA）に出合うと，合成されたタンパク質はリボソームから離れ，タンパク質合成は終了する（図6-13）．

このようにタンパク質合成は開始コドン（AUG）から始まるため，合成されるタンパク質の多くは最初のアミノ酸がメチオニンとなる．しかし，このメチオニンはタンパク質が合成された後，除去されることが多い．合成されたタンパク質は細胞内でさまざまな加工（修飾）を受けて完成する．

4 RNAの新しい機能

近年，染色体の約7割もの部分が転写されていることがわかった．前述し

plus α

アミノ末端とカルボキシ末端

ポリペプチド鎖の一端にあるアミノ酸には，α炭素に結合したアミノ基（−NH₂）があり，他端のアミノ酸にはα炭素に結合したカルボキシ基（−COOH）があるため，それぞれの端をアミノ末端（N末端），カルボキシ末端（C末端）という．リボソームはアミノ末端からカルボキシ末端方向へポリペプチドを合成していく．

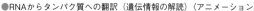
●RNAからタンパク質への翻訳（遺伝情報の解読）〈アニメーション〉

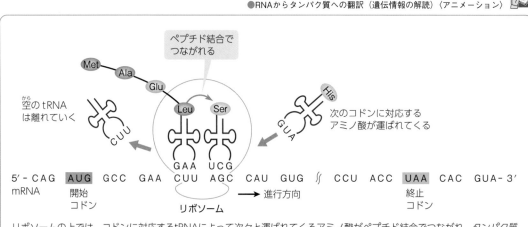

リボソームの上では，コドンに対応するtRNAによって次々と運ばれてくるアミノ酸がペプチド結合でつながれ，タンパク質が合成される．合成は終止コドン（UAA，UAG，UGA）に出合うまで続けられる．タンパク質合成は開始コドン（AUG）から始まるため，合成されるタンパク質の多くは最初のアミノ酸がメチオニンである．ただし，このメチオニンはタンパク質合成が終了したとき除かれることが多い．

図6-13 タンパク質合成の過程

たタンパク質をコードする部分はその一部にしか相当せず，それ以外はタンパク質をコードしないRNA（**ncRNA**：non-coding RNA）であった．ncRNAの代表的なものが，長さ20〜25塩基ほどの短いRNAで，**miRNA**（マイクロRNA）と呼ぶ．miRNAはmRNAのイントロンや3′非翻訳領域に見いだされることが多く，一部のmRNA（たいていは3′非翻訳領域）に相補的な配列をもつ．このmiRNAがmRNAに結合すると，本来，一本鎖のmRNAが二本鎖となり，その結果，翻訳の阻害やmRNAの分解を引き起こす．miRNA以外にもncRNAは複数知られており，それらによって生体は，発生・分化などの生理現象や，がんなどの病理現象が高度に制御されている．

5 遺伝子の変化

1 病気と遺伝子

これまで述べてきたように，遺伝子に保存されている遺伝情報はタンパク質になることによって機能できるようになる（遺伝情報の発現）．遺伝子には人体の設計図だけではなく，「いつ」「どの細胞で」「どのようなタンパク質を」「どれほど発現させるか」を決めるプログラムも書き込まれている．これによって細胞機能が正常に維持され，恒常性が保たれているのである．

食事や生活環境などによって，もし遺伝子に異常あるいは変化が起きてしまうと，遺伝子発現のバランスが崩れ，必要なものが必要なときに作られなくなる．その結果，細胞機能が正常に働かなくなり，病気を発症してしまう．このように遺伝子の異常が発病と直接結び付いているような疾患を**遺伝子疾患**といい，親から子どもへ病気が遺伝する場合を**遺伝病**という．現在，一部のがんも遺伝病と考えられている．実際，家族性に発症するがんも知られており，その原因となる遺伝子も一部明らかにされている．そのため，原因遺伝子に異常をもっている場合は，予防的に発症前に健常組織を外科的に切除（摘出）する事例もある．

2 遺伝子の異常とDNAの変異

■ DNA，遺伝子の変異とは

それでは「遺伝子の異常」というのは，どのようなことをいうのだろうか．生活環境においては，紫外線や放射線，たばこ，食品に含まれるさまざまな化学物質によって，DNAが傷つけられたり複製にミスが生じたりすることがある．しかし，生体にはそれを修復する機構が備わっているため，通常はそのままにされることはほとんどない．ところが，まれにDNAの損傷や複製のミスが完全に修復されず，DNAの塩基配列の変化として遺伝子上に残ってしまうことがある．このことをDNAの変異，あるいは**突然変異**という（図6-14）．

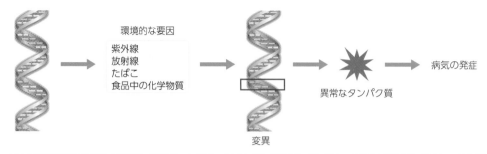

環境的な要因

紫外線
放射線
たばこ
食品中の化学物質

病気の発症

異常なタンパク質

変異

さまざまな環境的な要因（紫外線，放射線，たばこ，食品中の化学物質など）によってDNAが変異を起こし，それが修復されないままになってしまうと疾患につながることがある．

図6-14　DNAの変異

　DNAの変異は遺伝子上の至る所で起こりうる．しかし，特に生体に影響があるのは，その変異が発現したタンパク質の機能に重大な影響を与える場合で，これはがんや遺伝子疾患につながることがある．例えば，まれな遺伝病である色素性乾皮症の患者は，DNAを修復する酵素に異常があるため，日光（特に紫外線）によって傷つけられたDNAの修復が行われず，容易に皮膚癌を発症する．このように遺伝子の異常とは，DNAの塩基配列に変異が起きて，その結果，正常に機能しないタンパク質ができることによって，生体に悪影響を及ぼしてしまう変異のことをいう．

2　塩基の変異によるタンパク質の変化

　一つの塩基の変異がタンパク質のアミノ酸配列に変化を生じる例を示した（図6-15）．**ナンセンス変異***や**ミスセンス変異***では，タンパク質の機能に大きな影響が出ることがある．そのほか，**欠失**（一つあるいはそれ以上の塩基が失われてしまった場合）や**挿入**（余分な塩基が挿入された場合）などは，それ以降のコドンの読み枠がずれてしまうため，本来のタンパク質を作ることができず，タンパク質の機能が正常ではなくなってしまう．一方，**サイレント変異***では，DNAに変異が起こってもタンパク質は正常と変わらないものが作られるため，通常は疾患になることはない．

3　スプライシングの異常と疾患

　mRNAのスプライシングの異常によって病気が発症することもある．βサラセミアは，ヘモグロビンを構成するβグロビン遺伝子のイントロンに変異があることで，mRNAのスプライシングに異常が起こり，正常なヘモグロビンが形成されず，重篤な貧血を招くことがある．そのほか，レッシュ・ナイハン症候群（➡p.165 **表7-1**参照）や血友病，神経変性疾患，がんでもスプライシング異常が病因になっていることが明らかになっている．

　このような変異が**体細胞***の遺伝子に起こり，正常な機能をもつ酵素ができなくなると，その酵素が触媒する反応が正常に進むことができず，その結果，代謝異常が起こる．また，変異をもった細胞が周囲の細胞と分かれて無秩序に増殖するようになると，がんの発症につながることがある．体細胞の遺伝子の

用語解説*

DNAの変異

ナンセンス変異：異常な終止コドンを作る突然変異．そのために翻訳が途中で終了してしまう．その結果作られた短いタンパク質は正常の機能が失われていることが多い．

ミスセンス変異：アミノ酸の置換を起こす突然変異．変化する場所，アミノ酸の種類によっては，タンパク質の機能に影響する．

サイレント変異：アミノ酸の置換を伴わない突然変異．変異がコドンの3番目の塩基に起こる場合がほとんどである．作られたタンパク質の機能は変わらない．

➡ 酵素と代謝異常については，7章p.164参照．

1) ナンセンス変異

| ATG | ATA | GCT | CAG | CTG | GGA | TTC | CAT | ACG | CCT |
| Met | Ile | Ala | Gln | Leu | Gly | Phe | His | Thr | Pro |

↓ CがTに変異して終止コドンができてしまった

| ATG | ATA | GCT | TAG | CTG | GGA | TTC | CAT | ACG | CCT |
| Met | Ile | Ala | 終止 | | | | | | |

2) ミスセンス変異

| ATG | ATA | GCT | CAG | CTG | GGA | TTC | CAT | ACG | CCT |
| Met | Ile | Ala | Gln | Leu | Gly | Phe | His | Thr | Pro |

↓ GがAに変異してアミノ酸が変化した

| ATG | ATA | GCT | CAG | CTG | AGA | TTC | CAT | ACG | CCT |
| Met | Ile | Ala | Gln | Leu | Arg | Phe | His | Thr | Pro |

3) 欠失

| ATG | ATA | GCT | CAG | CTG | GGA | TTC | CAT | ACG | CCT |
| Met | Ile | Ala | Gln | Leu | Gly | Phe | His | Thr | Pro |

↓ Cが欠失して，以降のアミノ酸配列が変わってしまった

| ATG | ATA | GCT | CAG | TGG | GAT | TCC | ATA | CGC | CT |
| Met | Ile | Ala | Gln | Trp | Asp | Ser | Ile | Arg | |

4) 挿入

| ATG | ATA | GCT | CAG | CTG | GGA | TTC | CAT | ACG | CCT |
| Met | Ile | Ala | Gln | Leu | Gly | Phe | His | Thr | Pro |

↓ Gが挿入されて，以降のアミノ酸配列が変わってしまった

| ATG | ATA | GCT | GCA | GCT | GGG | ATT | CCA | TAC | GCC | T |
| Met | Ile | Ala | Ala | Ala | Gly | Ile | Pro | Tyr | Ala | |

たった一つの塩基の変異によって，正常な機能をもったタンパク質ができなくなってしまうこともある.

図6-15　DNAの変異の例

変化はその個体のみで発現され，子孫に遺伝することはないが，変異が**生殖細胞***のDNAで起きると，遺伝子の異常が子孫に伝わり，遺伝病の可能性を子孫に伝えてしまうことになる.

3 遺伝子疾患

　遺伝子疾患は数千にも及ぶが，現在でも病気の原因遺伝子が判明しているのは数百にしかすぎない. 遺伝子疾患は，①染色体の異常によるもの（**染色体異常型**），②単一遺伝子の変異によるもの（**単一遺伝子型**），③多くの遺伝子が関与するもの（**多因子型**）の三つに大別される.

❶**染色体異常型**　このタイプの疾患は染色体数が変化したり，染色体の一部が失われたり，位置が変わってしまったりする，染色体の異常による疾患である. 代表的な疾患として，通常1対（2本）存在する21番染色体が3本あるダウン症候群（21トリソミー）や，X染色体が1本しかない女性にみられるターナー症候群，X染色体が2本以上ある男性にみられるクラインフェルター症候群などがある.

用語解説*
体細胞と生殖細胞

生殖細胞以外の細胞を体細胞といい，ヒトを構成する細胞約37兆個の大部分を占める. 生殖細胞は次の世代を生み出すために使われる卵子，精子などの細胞をいう.

❷**単一遺伝子型**　ある一つの遺伝子の異常によって起こる疾患である．近年の遺伝子解析技術の発達によって，DNAレベルでの解析が進んでいる．フェニルケトン尿症などの先天性代謝異常の多くはこのタイプである．

❸**多因子型**　糖尿病や本態性高血圧症は，糖質や脂質の摂りすぎによってのみ起こるのではなく，同じ食生活をしていても，糖尿病になりやすい人となりにくい人がいる．多因子型はこのように，いくつかの遺伝子の変化と環境的な要因とが複雑に関係して発症するタイプの疾患である．

➡ フェニルケトン尿症については，7章2節p.166参照．

4 遺伝情報の初期化とiPS細胞

　私たちの身体は，一つの受精卵から，分化や増殖を繰り返しながら成熟した細胞で構成されている．受精卵のように，すべての細胞になる能力を**多分化能**（または**全能性**）といい，成熟した細胞が，多分化能を獲得することを**初期化**という．

　2006年に山中伸弥氏らが，四つの遺伝子を成熟した細胞に導入すると，遺伝情報が初期化され，多分化能をもった**iPS細胞***（induced pluripotent stem細胞）ができることを発表した．この結果をもとに，疾患の原因究明や再生医療工学などさまざまな医療・医学への応用が現在試みられている．

用語解説 *
iPS細胞

2006年，京都大学の山中伸弥氏の研究グループによって皮膚の線維芽細胞から初めて作られた人工多能性幹細胞．体細胞に四つの遺伝子を人工的に導入することで，非常に多くの細胞に分化できる分化万能性（pluripotency）をもっている．近年，iPS細胞を使用した手術が網膜や心臓などで行われており，今後ますます臨床への応用が期待されている．さらに，ストックされている他人のiPS細胞の使用も可能となり，脊髄損傷など緊急性のある手術にも使用でき，後遺症の軽減が期待されている．

6 遺伝子診断・遺伝子治療と看護学的課題

　DNAを解析することで遺伝子の変異・異常を検査して，病気を診断することを**遺伝子診断**という．ヒトゲノムの全塩基配列が決定されたことに伴い，DNAの塩基配列を調べることで，病気の原因となる遺伝子に異常があるか，病気になりやすいか，薬の副作用が出やすいかなどが予想できるようになってきた．遺伝子診断によって，DNAレベルで病気の原因の有無が確定できるため，病気の予防，早期発見・早期治療，予後のケアなどに大変有効である．

　遺伝子治療とは，遺伝子診断に基づき，異常や変異がある遺伝子（壊れた遺伝子）に対応する正常な遺伝子を生体に入れ，機能を失ったタンパク質を補ったり，異常な遺伝子の作用を抑えたりすることで病気を治療する方法である（図6-16）．

　すでに国内外では遺伝子治療が実施されており，多数の遺伝子疾患をもった患者やがん患者が治療を受けている．大部分はがん患者が対象であるが，遺伝子疾患ではアデノシンデアミナーゼ欠損症（ADA欠損症），血友病，家族性高コレステロール血症など単一遺伝子型の遺伝病を対象に治療が行われている．

　このような遺伝子診断や遺伝子を標的とした治療法は今後ますます発展することが見込まれ，個々の患者ごとのオーダーメイド治療が実践されつつある．看護領域でも遺伝子そのものの構造や働き，さらには病気を起こすしくみに関する知識をもつことが必要である．と同時に，遺伝子を扱う医療は生命の根幹

plus α
PCR法

ポリメラーゼ連鎖反応（polymerase chain reaction）法．微量のDNAを増幅したり特定部位のDNAを大量に増幅したりする技術で，病原体の迅速な検出や遺伝子の診断に威力を発揮する．近年，感染症の同定など非常に身近な診断法として用いられている．

plus α
がんの遺伝子変異解析

肺癌などの固形癌では，がんの組織を遺伝子工学的に解析しどの遺伝子に変異があるかを調べられる．これにより効きやすい薬と効きにくい薬がわかり，臨床医療に応用されている．そのため，同じ肺癌の患者でも遺伝子の変異によって治療法が異なるオーダーメイド治療が進められている．

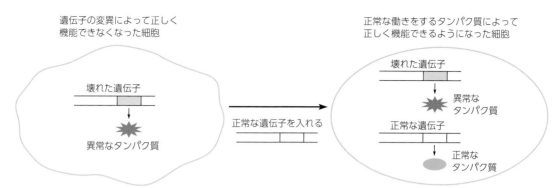

遺伝子の変異によって正しく機能できなくなった細胞

壊れた遺伝子

異常なタンパク質

正常な遺伝子を入れる

正常な働きをするタンパク質によって正しく機能できるようになった細胞

壊れた遺伝子

異常なタンパク質

正常な遺伝子

正常なタンパク質

遺伝子治療は壊れた遺伝子を元に戻すのではなく，正しい遺伝子を細胞に入れて，正常な働きをもつタンパク質を作り，病気を治療する方法である．

図6-16　遺伝子治療の概念

に関与する事柄でもあり，社会的・倫理的な課題についても視野を広め，洞察力をもつことが求められている．

臨床場面で考えてみよう　院内感染

院内感染はどうして起こるのだろうか？

生体において，正常な細菌叢の減少などによって，通常では存在しない，あるいは少数しか存在しない菌が異常に増殖を起こし，正常菌叢が乱れる現象を菌交代現象と呼ぶ．例えば抗菌薬（抗生物質）を長期間使用した場合，薬剤感受性の高い正常菌が減少し，非感受性菌あるいは耐性菌が異常に増殖することがある．代表的なものとしてMRSA（メチシリン耐性黄色ブドウ球菌）がある．これは，抗菌薬（抗生物質）メチシリンに対する薬剤耐性を獲得した細菌で，入院中の患者において起こる院内感染の起炎菌としてとらえられている．

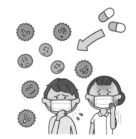

DNA	mRNA	コドン
遺伝子	リボソーム	アンチコドン
ヒストン	RNAポリメラーゼ	遺伝暗号
ヌクレオソーム	鋳型鎖	開始コドン
クロマチン（染色質）	コード鎖	終止コドン
染色体（クロモソーム）	プロモーター	遺伝子疾患
ゲノム	エンハンサー	遺伝病
遺伝情報の発現	サイレンサー	突然変異
複製	hnRNA	体細胞
DNAヘリカーゼ	キャップ構造	生殖細胞
DNAポリメラーゼ	エキソン	染色体異常型
半保存的複製	イントロン	単一遺伝子型
複製開始点	スプライシング	多因子型
転写	ポリAテール	多分化能
RNA	分化	初期化
rRNA	遺伝子発現	遺伝子診断
tRNA	翻訳	遺伝子治療

7 先天性代謝異常

こんなところに生化学！

新生児マススクリーニング編

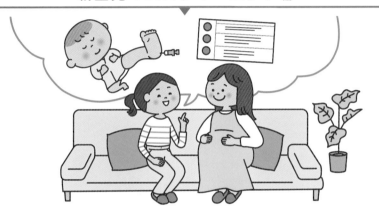

　出版社に勤めるQさんにはもうすぐ赤ちゃんが生まれる．はじめての赤ちゃんで不安でいっぱいのQさんは，看護師の姉Rさんに，新生児マススクリーニングとはどのようなことを調べる検査なのか質問してみた．Rさんはどのように説明するとよいだろうか？

　新生児マススクリーニングとは，赤ちゃんに先天性代謝異常などの生まれつきの疾患がないかを調べる検査である．先天性代謝異常とは，遺伝子の変異によってその遺伝子が指示しているアミノ酸の配列が変化し，酵素が欠損したり，タンパク質に異常が生じたりして代謝が正常に機能しなくなってしまうことをいう．先天性代謝異常は生まれつきの病気だが，新生児マススクリーニングによって早期に発見し治療に取り組むことで，予防したり，症状が重くなるのを防いだりすることができる．

　説明を聞いたQさんは，「とても大切な検査なんだね．赤ちゃんに元気に育ってもらうために，しっかり検査を受けるようにするよ」と納得してくれた．生化学は赤ちゃんの健康にも深く関わっているのである．

学習目標

◖遺伝子に変異が起こると，それが原因で代謝が正常に行われない場合があること
を理解する．

1 先天性代謝異常の概念

体内のさまざまな代謝経路は，体内外の環境の変化に巧みに対応しながら調
節されている．栄養やビタミンが偏ると代謝のバランスが崩れ，体調が悪くな
ることがある．しかし，ある意味これは一時的なものである．一方，遺伝子の
変異が原因となって代謝に異常を来すこともある．これが**先天性代謝異常**であ
り，生まれながらにしてもっている病気である．

先天性代謝異常は**遺伝子（DNA）の変異**によって起こる代謝疾患である．
遺伝子に変異が起こると，その遺伝子から作られるタンパク質のアミノ酸配列
が変化するため，変化したアミノ酸によってはタンパク質が正常に機能しなく
なってしまう．その結果，代謝に変化が起きてなんらかの病気として症状が出
ることがある．

現在知られている先天性代謝異常は約1,500種にも上り，そのほとんどは，遺
伝子の変異によって，代謝をつかさどる酵素が欠損した場合や，機能が十分に
発揮できなくなってしまった場合に起こる．代謝酵素に変異が起こった場合に
代謝の流れが変化するのは当然であるが，酵素以外のタンパク質，例えば，受
容体などの物質輸送の機能が失われて，代謝が異常になることもある（図7-1）．

先天性代謝異常は種類も症状も数多くあり，中には蓄積した代謝産物の毒性
によって死に至る，あるいは重度の精神障害を引き起こすものがある．しか

➡ 遺伝子の変異について
は，6章5節2項p.157
参照．

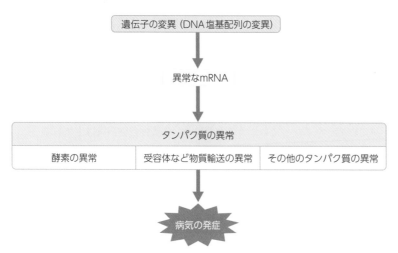

先天性代謝異常は遺伝子の異常（DNA塩基配列の変異）が原因となって，酵素，受容体な
どのタンパク質に異常（アミノ酸配列の変異に伴う構造変化など）が発生し，正常に機能し
ないために起こる疾患である．

図7-1　先天性代謝異常の概念

表7-1　主な先天性代謝異常・先天性内分泌異常

	疾患名	異常酵素・タンパク質	主症状
アミノ酸代謝異常	フェニルケトン尿症*	フェニルアラニン水酸化酵素	血中フェニルアラニン上昇，精神遅滞，色素形成不全，けいれん
	メープルシロップ尿症*	分枝2-オキソ酸脱水素酵素	メープルシロップ臭の尿，ケトアシドーシスの発作，精神運動発達遅延
	ホモシスチン尿症*	シスタチオニン-β合成酵素	血中ホモシスチン，メチオニン上昇，精神遅滞など
	先天性白皮症	チロシナーゼ	メラニン欠損による白皮，白髪
	高アンモニア血症Ⅰ	カルバモイルリン酸合成酵素	血中アンモニア上昇，意識障害，精神遅滞
糖質代謝異常	ガラクトース血症*	ガラクトース1-リン酸ウリジル転移酵素（Ⅰ型）	肝障害，白内障，精神遅滞
	ムコ多糖症Ⅱ型	イズロン酸-2-スルファターゼ	特徴的顔貌，角膜混濁，肝脾腫，骨変形
	糖原病Ⅰ型	グルコース-6-ホスファターゼ	肝臓へのグリコーゲン蓄積，肝肥大，低血糖症
脂質代謝異常	カルニチンパルミトイルトランスフェラーゼ-1欠損症*	カルニチンパルミトイルトランスフェラーゼ-1	脂肪酸分解の低下によるエネルギー産生不全（低血糖，高アンモニア血症，肝機能異常）
	テイ・サックス病	ヘキソサミニダーゼ	ガングリオシドの蓄積，中枢神経症状，精神遅滞
	ニーマン・ピック病	スフィンゴミエリナーゼ	スフィンゴミエリンの蓄積（肝脾腫），精神遅滞
	ゴーシェ病	グルコセレブロシダーゼ	グルコセレブロシドの蓄積（肝脾腫），精神遅滞，貧血，出血傾向，骨折
ヌクレオチド代謝異常	レッシュ・ナイハン症候群	ヒポキサンチン-グアニンホスホリボシルトランスフェラーゼ	不随意運動，自傷行為，高尿酸血症（男性に発症）
内分泌異常	先天性甲状腺機能低下症*	甲状腺ホルモンの分泌低下	発達障害
	先天性副腎皮質過形成症*	副腎皮質刺激ホルモンの分泌過多	女子外陰部の男性化など
その他	鎌状赤血球貧血	ヘモグロビン	溶血性貧血

＊は新生児マススクリーニングの対象疾患である.

し，早期に発見して治療を始めれば症状が軽くて済むことも少なくない．現在では，フェニルケトン尿症，メープルシロップ尿症，ホモシスチン尿症，ガラクトース血症などの先天性代謝異常症18疾患に加え，先天性内分泌異常症である先天性甲状腺機能低下症（クレチン症），先天性副腎皮質過形成症の2疾患，合わせて20疾患について**新生児マススクリーニング**＊が行われている．

主な先天性代謝異常・先天性内分泌異常を**表7-1**に示した.

用語解説＊
新生児マススクリーニング

先天性代謝異常等検査ともいう．先天的な代謝異常や内分泌異常を早期に発見するために，生後4日目から6日目のすべての新生児を対象に公費で行う検査．2023年現在，20疾患について検査が行われている．ただし近年は，従来の対象に含まれない疾患に検査範囲を拡大している自治体もある．

さまざまな先天性代謝異常

▶ **ガラクトース血症**

ガラクトース代謝に関係する酵素が先天的に欠損することにより発症する病気で，四つの型に分類される．発症頻度が90万人に１人とされるⅠ型が最も重篤であり，肝障害，白内障，精神遅滞などの症状がみられる．早期から母乳や牛乳の摂取を避け，生涯にわたってガラクトースの摂取を制限した食事療法を継続する必要がある．

▶ **ムコ多糖症**

ムコ多糖（グリコサミノグリカン）を加水分解するリソソーム酵素の欠損によって発症する病気．七つの型に分類されるが，最も多いⅡ型の日本での発症頻度は約５〜６万人に１人とされている．組織へのムコ多糖の蓄積により特徴的な顔貌（がんぼう）になるほか，角膜混濁，肝脾腫や骨変形などを伴う．

▶ **スフィンゴリピドーシス**

細胞膜の構成成分であるスフィンゴリン脂質あるいはスフィンゴ糖脂質を加水分解するリソソーム酵素の欠損によって発症する病気．およそ10の型に分類され，それぞれの酵素の基質が存在する組織において症状が出やすい．7,000人に１人の頻度とされるファブリー病を除けば，発症頻度は数万人から30万人に１人という珍しい病気である．ほかにゴーシェ病，ニーマン・ピック病，テイ・サックス病などが知られている．

plus α

リソソーム病

遺伝子変異によりリソソームの加水分解酵素の機能が欠損して発症する病気の総称．ムコ多糖症とスフィンゴリピドーシスはリソソーム病の代表的なものである．

2 酵素異常による発症のメカニズム

代謝をつかさどる酵素の異常によって病態が現れるメカニズムは複雑で，数多く知られているが，主に次の四つのパターンに分けることができる（図7-2）．

1 中間代謝物の蓄積

身体を作っている成分の異化に関わる酵素の欠損では，その基質や中間代謝物が蓄積してくる．その物質が水溶性であれば血中・尿中に増える．**メープルシロップ尿症**（表7-1）において，分枝アミノ酸（ロイシン，イソロイシン，バリン）の分解ができずに，これら３種のアミノ酸と代謝中間体の2-オキソ酸が血中や尿中に蓄積するのはこの例である．一方，蓄積する物質が高分子や水に溶けにくい物質であれば，細胞内に蓄積し症状が現れる．**糖原病**で肝臓にグリコーゲンが蓄積し，肥大するのはこの例である．

2 生成物の欠如

生成物の欠如とは，欠損酵素に続く反応が起こらないため，生成物が生産されないか，あるいはほとんどできない場合である．チロシナーゼが欠損しているため，チロシンから皮膚色素のメラニンの合成ができない**先天性白皮症**がこの例である．

3 異常代謝物質の蓄積

酵素の欠損によって蓄積した物質は，通常使われない代謝経路で処理されるようになる．**フェニルケトン尿症**では，フェニルアラニン水酸化酵素の欠損に

plus α

がん代謝物

代謝酵素の変異によって中間代謝物が蓄積したり，新たに異常な代謝産物が作られるようになり，その結果として細胞をがん化させる例がいくつか知られている．このような発がん性代謝物を総称して，がん代謝物という．

➡ 異化については，1章1節2項p.29参照．

➡ 糖原病については，3-1章4節p.64参照．

よって，蓄積したフェニルアラニンが本来は反応しない酵素フェニルアラニントランスアミナーゼによって代謝され，フェニルピルビン酸やフェニル酢酸，フェニル乳酸などが生じる（図7-3）.

4 蓄積物質による別の代謝酵素の促進または阻害

蓄積した中間代謝物や異常代謝物が他の代謝系の酵素を促進または阻害して

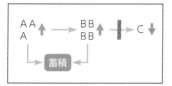

1. 中間代謝物の蓄積

酵素の欠損によって代謝が進まず，基質や中間代謝物（A，B）がたまり，その物質が水に溶けにくい場合は細胞内に蓄積し，水に溶けやすい場合は血中・尿中に増加する.
例）メープルシロップ尿症，高アンモニア血症，糖原病

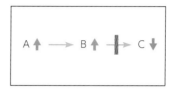

2. 生成物の欠如

酵素の欠損によって生成物（C）が欠乏し，そのことが病態の原因である場合.
例）先天性白皮症（チロシナーゼ欠損によるメラニン減少）

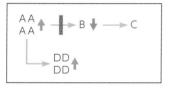

3. 異常代謝物質の蓄積

酵素の欠損によって中間代謝物（A）が蓄積し，通常行われない代謝を受けて別の化合物（D）となる場合.
例）フェニルケトン尿症

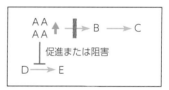

4. 蓄積物質による別の代謝酵素の促進または阻害

酵素の欠損によって中間代謝物（A）が蓄積し，別の代謝反応（D→E）を促進または阻害することによって病態が現れる場合.
例）レッシュ・ナイハン症候群における，ホスホリボシルピロリン酸（PRPP）増加によるプリンヌクレオチド合成の促進

→：代謝反応の方向　　　↑：増加
▌：酵素の欠損　　　↓：減少

酵素の欠損によって代謝の流れが止まると，さまざまな病気が発症する.

図7-2 代謝をつかさどる酵素異常による主な発症のメカニズム

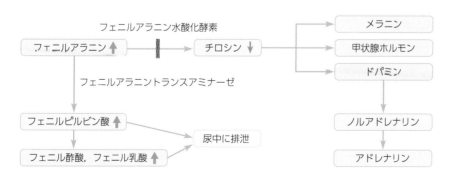

酵素の欠損が阻害する代謝の働きを理解しよう.　　　▌：酵素の欠損

図7-3 フェニルケトン尿症の概要

フェニルケトン尿症

　フェニルアラニンをチロシンに変換する酵素（フェニルアラニン水酸化酵素）が先天的に欠損しているために起こる常染色体*潜性の遺伝子疾患．日本では新生児約8万人に1人の割合で発症するとされている．この病気は，フェニルアラニンの正常な代謝が行われず，血中や脳にフェニルアラニンが蓄積するとともに，通常は起こらない反応によってフェニルアラニンからフェニルピルビン酸，フェニル酢酸，フェニル乳酸が生成し，尿中に排泄される（**図7-3**）．フェニルピルビン酸の化学構造がフェニルケトンであることから，この病名が付けられた．早期に適切な治療を開始しないと精神遅滞を引き起こす．また，チロシンから合成されるメラニンが減少し，皮膚・毛髪の色素減少（色白・赤毛）がみられる．

　フェニルアラニンが脳に障害を与えるメカニズムはまだ明確ではないが，フェニルアラニンを制限した食事で育てれば，後遺症もなく成長できる．

代謝障害を起こす．**レッシュ・ナイハン症候群**（**表7-1**）では，プリン塩基の再利用経路が機能しないことに加え，PRPP（➡p.120 **図3.4-8参照**）の蓄積によって，プリン塩基をもったヌクレオチドの新規合成が亢進し，結果として高尿酸血症を引き起こす．

3 受容体など物質輸送の異常

　細胞膜にある受容体が正常に機能しないと，受け取るべき物質を細胞内に取り込むことができなくなり，その物質の血中濃度が上がる．例えば，**家族性高コレステロール血症**では肝臓から末梢組織へのコレステロールの運搬を行う低密度リポタンパク質（LDL）の血中濃度が高くなるが，これはLDLの受容体が欠損しているために，コレステロールを細胞内に取り込めないことが原因である．早期に治療を始めないと，動脈硬化が進行してしまう．

➡ コレステロールの代謝については，3-2章7節p.85参照．

　カルニチンパルミトイルトランスフェラーゼ-1あるいは-2の欠損症では，長鎖脂肪酸がミトコンドリア内膜を通過することができなくなり，脂肪酸分解によるエネルギー産生が低下する．

➡ 脂肪酸の分解については，3-2章4節p.80参照．

4 その他のタンパク質の異常

　酵素，受容体以外のタンパク質に異常が起こっても，病気の症状が出ることがある．例えば，酸素の運搬を行うヘモグロビンに異常が起こると，酸素の運搬がうまく行えないため貧血症状が現れる．この例としては**鎌状赤血球貧血**，**サラセミア**がある．このように，タンパク質の構造に変化が起こったために発症する病気を**分子病**という．

用語解説*
常染色体

46本（23対）あるヒトの染色体のうち2本の性染色体（X染色体またはY染色体）を除いた残りの44本を常染色体という．

plus α
潜性遺伝と顕性遺伝

一対の常染色体には同じ遺伝子があり，どちらか一方の遺伝子のみの変異では発症しないが，両方の遺伝子に変異が起こった場合にのみ発症する遺伝様式を潜性という．これに対して，どちらか一方の遺伝子のみの変異で発症する遺伝様式は顕性という．

ヘモグロビン異常による貧血

▶ 鎌状赤血球貧血

　ヘモグロビンβ鎖（➡p.97 図3.3-3参照）の6番目のグルタミン酸がバリンに変異すると，酸素濃度が低いときに溶解度が低下して凝集し，患者の赤血球は鎌状の形状をとる．これが毛細血管をふさぐなどして血流を妨げることがある．また赤血球の寿命が短く，貧血になりやすい．黒人に保因者が多く，特にマラリアが多く発生する中央アフリカでは頻度が高い．これは保因者の赤血球がマラリア原虫感染に耐性があることが原因である．

▶ サラセミア

　サラセミアはヘモグロビンのα鎖あるいはβ鎖が欠損する病気で，正常なヘモグロビンができずに貧血になる．地中海沿岸に多くみられる．

💭 **臨床場面で考えてみよう** 遺伝子と病気

「遺伝子って，病気と関係があるの？」と質問された．

　遺伝子はDNAという核酸からできた人体の設計図である．この設計図をもとに，いろいろなタンパク質が作られ，適切な働きをして健康な身体を作っている．ところが，人それぞれ，顔が違っているように，すべての人が同じ設計図をもっているわけではない．例えば，遺伝子の変異により特定の酵素の働きが失われると，先天性代謝異常症につながることがある．遺伝子の違いによって病気になりやすい傾向が影響されること，しかし，現在では遺伝子解析技術が発達して早期発見が可能になってきたことを理解してもらおう．

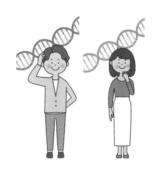

🖉 重要用語

先天性代謝異常	先天性白皮症	鎌状赤血球貧血
新生児マススクリーニング	フェニルケトン尿症	サラセミア
メープルシロップ尿症	レッシュ・ナイハン症候群	分子病
糖原病	家族性高コレステロール血症	

◆ 学習参考文献

❶ Victor W.Rodwell ほか. イラストレイテッド ハーパー・生化学. 清水孝雄監訳. 原書30版, 丸善出版, 2016.

医学生向きに書かれた生化学の定番教科書. 基礎的な内容から臨床との関連まで解説している.

❷ Denise R.Ferrier. イラストレイテッド生化学. 石崎泰樹ほか監訳. 原書7版, 丸善出版, 2019.

代謝反応について, よく記述してある. 図も豊富で, 項目ごとにコンパクトにまとめている.

❸ Jeremy M.Berg ほか. ストライヤー生化学. 入村達郎ほか監訳. 第8版, 東京化学同人, 2018.

本格的な生化学の教科書. 分子生物学的な内容の解説が充実している.

❹ William F.Ganong ほか. ギャノング生理学. 岡田泰伸監修. 原書26版, 丸善出版, 2022.

生理学の定番の教科書である. 難解ではあるが細胞の構造や機能をはじめ, 全身の生理機能が網羅されている. ある事柄を詳しく調べるのに適している.

❺ レーニンジャーほか. レーニンジャーの新生化学 上・下. 川嵜敏祐監修. 第7版, 廣川書店, 2019.

上下巻にわたる書であるが, 比較的読みやすく図版が美しい. 物質を検索するというより, まとまった項目を詳しく理解するのに適した本である.

❻ John W.Baynes ほか. ベインズ・ドミニチャク生化学. 谷口直之ほか監訳. 原書4版, 丸善出版, 2018.

生化学と臨床との関連が強く意識されており, 臨床症例の紹介も豊富.

❼ 前野正夫ほか. はじめの一歩の生化学・分子生物学. 第3版, 羊土社, 2016.

分子生物学の初心者でもわかるように, 生化学・分子生化学の基礎をコンパクトに解説している.

❽ 田村隆明ほか編. 分子生物学イラストレイテッド. 改訂第3版, 羊土社, 2009.

分子生物学の基本から最新分野までを, 多くのイラストを用いてわかりやすく解説している.

❾ 伊東進・宮澤恵二編著. 薬と生命を学ぶ人のための基礎生化学. 化学同人, 2023.

病気の原因や薬の作用機構を意識して説明した基礎的な生化学の教科書.

生化学でよく使われる用語や単位

①生化学でよく使われる濃度の表し方

溶液中に存在する溶質の割合を**濃度**といい，複数の表記方法がある.

▶▶ 1 質量パーセント濃度（％）

最も一般的に用いられている濃度表示で，溶液100g中に溶けた溶質の質量の割合を表す.

$$質量パーセント濃度（\%）= \frac{溶質の質量（g）}{溶液の質量（g）} \times 100$$

▶▶ 2 モル濃度（mol/L，M）

溶液1L中に溶けた溶質の物質量（mol）を表す.

$$モル濃度（mol/LまたはM）= \frac{溶質の物質量（mol）}{溶液の体積（L）}$$

▶▶ 3 質量モル濃度（mol/kg）

溶媒1kg中に溶けた溶質の物質量（mol）を表す.

$$質量モル濃度（mol/kg）= \frac{溶質の物質量（mol）}{溶媒の質量（kg）}$$

▶▶ 4 浸透モル濃度（オスモル濃度）（Osm/L）

溶液1L中に溶けた分子（非電解質）またはイオン（電解質）の物質量を表す.

▶▶ 5 ppmとppb

百分率は％，百万分率はppm，十億分率はppbで表す.
1ppm=0.0001％
1ppb=0.001ppm

▶▶ 6 質量百分率（w/w％）と容積百分率（v/v％，w/v％）

生理食塩水の食塩濃度は0.9 w/v％と規定されている. これは，塩（NaCl）9gを水に溶かした溶液の体積が1Lを表す. 厳密に計算すると，この溶液中の水の質量は約994gとなる. 一方，0.9 w/w％の食塩水は，991gの水に塩が9g溶けている.

0.9% NaCl溶液のモル濃度は，約154 mM（154 mmol/L），イオン量（当量濃度；Eq/L）はNa$^+$が154 mEq/L，Cl$^-$が154 mEq/L，浸透モル濃度（Osm/L）は，0.308 Osm/Lとなる.

質量パーセント濃度　　　　　モル濃度　　　　　　　　　　塩を水に溶かした場合

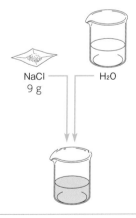

溶質　　溶媒
10 g　　90 g

溶質　　溶媒
0.1mol

NaCl　　H₂O
9 g

溶液
100 g

溶液
1L

$$\frac{10 g}{100 g} \times 100 = 10\%$$

$$\frac{0.1mol}{1L} = 0.1mol/L = 0.1M$$

溶液
● 溶液の体積が1Lのとき：0.9 w/v％
● 溶液の質量が1kgのとき：0.9 w/w％
● 溶液（1L）のNaClのモル濃度：154 mM
● 溶液（1L）のNaClの浸透モル濃度：0.308 Osm/L

図　濃度の表し方

② 電子の軌道

序章において, 電子は太陽系と同じような構造と述べた（➡p.13 **図1** 参照）. 地球の周りを回る月の動きはニュートン力学（古典物理学）で正確に計算できるため, 例えば, 日本で見られる次の金環日食（月によって太陽が隠れてリング状に見える現象）は2030年6月1日（北海道）, その次が2041年10月25日（東海〜近畿）と予想できる.

しかし電子の場合は, 電子の大きさが非常に小さく, また非常に速い速度で動いているため, 現在の科学でも電子の位置を正確に決定することはできな

い. そのため, 「今この辺にあるだろう」と言うことしかできない. したがって, 電子の分布（電子のありそうなところ）は, **軌道**という言葉で表現され, それぞれの軌道には最大2個の電子が入ることができる. ボーアモデル（➡p.15 **図3** 参照）を軌道で説明すると, K殻は1s軌道のみで構成され, L殻は2s軌道と3個の2p軌道となる（図, 表）. これらは, 四つの量子数（① 主量子数, ② 方位量子数, ③ 磁気量子数, ④ スピン量子数）の組み合わせによって規定されており, 非常に高度な化学理論である.

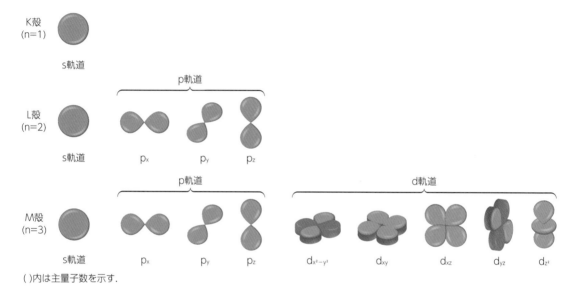

( )内は主量子数を示す.

図　電子殻と電子軌道

表　電子殻, 電子軌道に収容できる電子の数

電子殻	電子軌道	最大収容電子数	
		各軌道別	電子殻の合計
K	1s	2	2
L	2s 2p	2 6〔(p_x, p_y, p_z) 軌道に各2個〕	8
M	3s 3p 3d	2 6〔(p_x, p_y, p_z) 軌道に各2個〕 10〔($d_{x^2-y^2}$, d_{xy}, d_{xz}, d_{yz}, d_{z^2}) 軌道に各2個〕	18

電子軌道の前の数字（1, 2, 3）は主量子数を表す.

▶ 1 有機化合物とは

有機化合物とは，炭素を含む化合物の総称である．ただし，ダイヤモンド（C），一酸化炭素（CO），二酸化炭素（CO_2），炭酸カルシウム（$CaCO_3$）などは慣習的に**無機化合物**とされる．主な構成元素は炭素（C）・水素（H）・酸素（O）で，その他に硫黄（S），窒素（N），リン（P），ハロゲン*などを含むことがある．私たちの身体を作っているタンパク質や糖質，脂質，核酸などはすべて有機化合物である．

＊ハロゲン：周期表第17族の元素で，フッ素（F），塩素（Cl），臭素（Br），ヨウ素（I）がこれに属する．

▶ 2 官能基とは

官能基とは，化合物の性質を特徴付ける特別な原子のグループ（基という）のことをいう．同じ官能基をもつ化合物はその官能基の部分で同じ反応をするため，化合物の性質は分子の大きさや複雑さではなく，含んでいる官能基に大きく影響される．以下の例では青字で官能基を示し，Rで官能基以外の部分を示すものとする．

● アセチル基

R－COCH3

生化学で大切な化合物アセチルCoAはこの構造をもっている．

● アルキル基

R－CH3（メチル基），R－CH2CH3（エチル基）のような置換基をいう．

脂肪酸に含まれるような長いものもある．アルカン*から水素原子1個を取った残りの部分と考えるとよい．疎水性が強い．

＊アルカン．炭素と水素のみから成り，すべてが単結合で結び付いた飽和有機化合物．一般式はC_nH_{2n+2}で表され，メタンやエタン，プロパンなどが含まれる．

● アミノ基

R－NH2

水溶液中では水素を引き付け$-NH_3^+$となり，塩基性を示す．生体内では，アミノ酸やヌクレオチドなど多くの化合物に含まれる．この基を含む化合物をアミンという．

● カルボキシ基

R－COOH

水溶液中で$-COOH \rightarrow -COO^- + H^+$となり，酸性を示す．酢酸（$CH_3-COOH$），脂肪酸，アミノ酸などにある．この基を含む化合物をカルボン酸という．

● アルデヒド基

R－CHO

これを含むものをアルデヒドという．酸化されるとカルボキシ基となる．

● **アセトアルデヒド** CH3－CHO

酸化されると酢酸（CH3COOH）になる．

● **ホルムアルデヒド*** HCHO

酸化されるとギ酸（HCOOH）になる．

＊ホルムアルデヒド：ホルムアルデヒドは生体物質との反応性が強く，防腐作用や生物試料を固定する（分解しないように保護する）作用がある．ホルムアルデヒドの水溶液をホルマリンといい，病理組織診断（患者から採取した細胞や組織を顕微鏡で観察して病変の診断をすること）のための検体の固定に用いられる．

● ケトン基

$$\begin{matrix} R \\ R' \end{matrix} \bigg\rangle C=O$$

カルボニル基（＞C＝O）に2個の炭化水素（R，R'）が結合したもの．この基を含む化合物をケトンという．

● **アセトン** $CH_3-\underset{\underset{O}{\|}}{C}-CH_3$

● ヒドロキシ基

R－OH

炭化水素の水素原子をヒドロキシ基（－OH）で置き換えた物資の総称をアルコールと呼び，酸化されるとアルデヒドになる．また，ベンゼン環の水素原子を置換したものは性質がやや異なり，フェノール類と呼ぶ．

● **アルコール**

· **メタノール** CH3－OH

酸化されるとホルムアルデヒド（HCHO）になる．

· **エタノール** C2H5－OH

酸化されるとアセトアルデヒド（CH3CHO）になる．

● フェノール類

・フェノール
・クレゾール

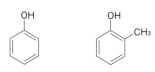

● スルフヒドリル基（チオール基）

R-SH

システイン（アミノ酸の一種）にあり，多くの酵

素において，酵素活性に影響を与える．またタンパク質の構造を形づくるジスルフィド結合を形成する．

● システイン

$$H_2N-C-COOH$$

（構造式：中心の炭素にH，COOH，CH₂，SHが結合）

---

④生体内の化学反応で重要な分子と分子の結合

ある物質が別の物質に変化することを**化学反応**あるいは**化学変化**という．化学反応式は化学式を用いて化学変化を表した式であり，多くのことが示されている．

> 例

$$2H_2 + O_2 \longrightarrow 2H_2O$$

物質の関係	水素	酸素	水
分子の数の関係	2分子(個)	1分子(個)	2分子(個)
物質量の関係	2mol	1mol	2mol
重さの関係	4g	32g	36g

生体内の化学反応では，酵素の働きで共有結合が切断されたり，新たに作られたりしている．ここでは生体分子の反応で重要な結合の例について説明しよう．

● エステル結合

酸とアルコールから脱水によってできた結合．この結合によってできた化合物をエステルという．中性脂肪（トリアシルグリセロール）は，脂肪酸とグリセロール（アルコールの仲間）がエステル結合してできる．

$$R-COOH + HO-R' \longrightarrow R-COO-R'$$
（酸）（アルコール）→ H_2O

● アミド結合

アミノ基とカルボキシ基から脱水によってできた結合．このうちアミノ酸同士によって形成されたものをペプチド結合という．

$$R-COOH + H_2N-R' \longrightarrow R-CONH-R'$$
（カルボキシ基）（アミノ基）→ H_2O

● グリコシド結合

糖とアルコールから脱水によってできた結合．糖同士の結合もグリコシド結合による．二糖類や多糖類など大きな糖分子は，単糖類がグリコシド結合によってつながったものである．例えばマルトースは，2分子のグルコース，グリコーゲンは多分子のグルコースがグリコシド結合でつながったものである．

（グルコース ＋ グルコース → 結合 ＋ H_2O）

グルコース　　　　グルコース

● ジスルフィド結合

二つのシステインのSH基の間にできる結合．タンパク質を分子内あるいは分子間でつなぎ，機能を発揮するために必要な形を保持することに使われる．インスリンなど多くのタンパク質にみられる．

$$R-SH + HS-R' \longrightarrow R-S-S-R'$$
システイン　システイン → H_2

> 例

ジスルフィド結合とパーマ

毛髪の主要なタンパク質であるケラチンは，互いにジスルフィド結合で結合している．パーマをかけるときには，これをいったん切断し，髪の形を整えた後で再結合させている．ジスルフィド結合は共有結合のため簡単には切断されず，髪の形が長期間にわたって保たれる．

- **炭化水素**

有機化合物の中で炭素と水素だけから成る化合物の総称.

- **芳香族化合物**

ベンゼン（⬡）のような構造をもつ有機化合物.この構造をもつものの中で，窒素（N）や酸素（O）など炭素以外の元素を含むものを**複素環化合物**という．核酸やビタミンなどにみられるプリンやピリミジンは複素環化合物に属する化合物である.

- **飽和化合物**

炭素同士がすべて単結合しているもの.

脂肪酸の一種のパルミチン酸 [$CH_3(CH_2)_{14}COOH$] は，すべての炭素が単結合しているため**飽和脂肪酸**である.

- **不飽和化合物**

炭素原子間の結合に二重結合を含むもの．脂肪酸の一種のオレイン酸 [$CH_3(CH_2)_7CH=CH(CH_2)_7COOH$] は二重結合があるので**不飽和脂肪酸**である.

- **加水分解**

化合物と水 1 分子が反応して共有結合が切断され，分解生成物が得られる反応のこと．生成物には水分子に由来した－OH あるいは－H が付け加わっている.

- **電気泳動**

電荷をもった物質に溶液中で電圧をかけ，電気的な性質（移動のしやすさ）に基づいて分離する手法である．タンパク質や核酸の分析に用いられる.

- **両性電解質**

水溶液中で酸性および塩基性の両方の性質を示す物質をいう．すべてのアミノ酸は**両性電解質**である.

- **疎水性**

油脂などのように水になじみにくい性質をいう．親油性ともいう.

例えば，$CH_3(CH_2)_{11}-$ のような長いアルキル基は水となじみにくく，疎水性が強い基（**疎水基**）である.

- **親水性**

水になじむ性質をいう．ヒドロキシ基（－OH），カルボキシ基（－COOH）などは親水性の基（**親水基**）である.

- **両親媒性**

同一分子中に疎水性の部分と親水性の部分の両方をもつ物質を両親媒性の分子という．ドデシル硫酸ナトリウムのような界面活性剤は**両親媒性**である．また，生体内では胆汁酸や生体膜のリン脂質が両親媒性の性質を示す.

$CH_3CH_2CH_2CH_2CH_2CH_2CH_2CH_2CH_2CH_2CH_2CH_2$ $-OSO_3^-$ Na^+

疎水性部分（疎水基）　　　親水性部分（親水基）

ドデシル硫酸ナトリウム（＝ラウリル硫酸ナトリウム）*

＊普通SDSと略称され，生化学の分野で最もよく使われる界面活性剤.日用品では歯磨き粉，シャンプーなどに用いられている.

- **ミセル**

両親媒性分子は水溶液中の濃度が低いときには単量体となっているが，一定濃度以上になると，親水性の部分を外側に，疎水性の部分を内側にして集まり，ミセルを形成する．ただし，親水性の部分に対して疎水性の部分が大きい場合にはミセルはうまく形成されない.

⑥化合物の名前によく見られる用語

- **アセチル～**

アセチル基をもつという意味.

- **メチル～**

メチル基をもつという意味.

- **デヒドロ～**

脱水素した～，脱水素する～など，水素を取り除くことを意味する.

- **ヒドロキシ～**

－OH が付いていることを意味する.

- **オキシ～**

酸素を意味する.

- **デオキシ～**

脱酸素した～，脱酸素する～など，酸素を取り除くことを意味する.

- **アミノ〜（または〜アミン）**
  アミノ基をもつという意味.
- **〜オール**
  ヒドロキシ基をもつもの.
  エタノール，コレステロール，エストラジオールなど.
- **〜ノーゲン（または〜ノゲン）**
  〜のもとになる物質という意味.
  ペプシンのもとになるタンパク質はペプシノーゲン，フィブリンのもとになるタンパク質はフィブリノゲン.
- **プロ〜**
  〜のもとになる物質という意味.

ビタミンDのもとになる化合物はプロビタミンD，トロンビンのもとになるタンパク質はプロトロンビン.
- **〜ホスフェート（またはホスホ〜）**
  リン酸をもっていることを意味する.
  アデノシントリホスフェート（ATP）はアデノシンにリン酸（ホスフェート）が三つ（トリ）付いている.
- **〜オース**
  糖の仲間を意味する.
  グルコース（ブドウ糖），フルクトース（果糖）など.

⑦ 生化学でよく使われる単位

1．長さ，重さ，容積を表す単位

	呼び方	記号	長さ	重さ	容積
10^9	ギガ	G			
10^6	メガ	M			
10^3	キロ	k	km	kg	kL
1			m	g	L
10^{-3}	ミリ	m	mm	mg	mL
10^{-6}	マイクロ	μ	μm	μg	μL
10^{-9}	ナノ	n	nm	ng	nL
10^{-10}			Å		
10^{-12}	ピコ	p	pm	pg	pL
10^{-15}	フェムト	f			

Å（10^{-10}m）はオングストロームと読む.

2．数を示す言葉

	数詞
1	モノ
2	ジ，ビス
3	トリ，トリス
4	テトラ
5	ペンタ
6	ヘキサ
7	ヘプタ
8	オクタ
9	ノナ
10	デカ
12	ドデカ
20	エイコサ

3．SI 基本単位（国際単位）

国際的に多くの国で使うことができる単位

物理量	名　称	記　号
長さ	メートル	m
質量	キログラム	kg
物質量	モル	mol
時間	秒	s
温度	ケルビン	K
電流	アンペア	A
光度	カンデラ	Cd

モノレール

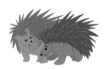

ジレンマ

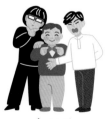

トリオ

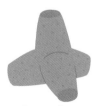

テトラポッド

オクトパス

※以下に掲載のない出題基準項目は，他巻にて対応しています．

◤ 必修問題

目標Ⅲ．看護に必要な人体の構造と機能および健康障害と回復について基本的な知識を問う．

大項目	中項目（出題範囲）	小項目（キーワード）	本書該当ページ
10．人体の構造と機能	A．人体の基本的な構造と正常な機能	栄養と代謝系	p.28-32，46-123，128-130
		内分泌系	p.32-36
		遺伝	p.113-118，144-161

◤ 人体の構造と機能

目標Ⅰ．正常な人体の構造と機能について基本的な理解を問う．

目標Ⅱ．フィジカルアセスメントおよび日常生活の営みを支える看護に必要な人体の構造と機能について基本的な理解を問う．

目標Ⅲ．疾病の成り立ちとの関連において，人体の構造と機能について基本的な理解を問う．

大項目	中項目（出題範囲）	小項目（キーワード）	本書該当ページ
1．細胞と組織	A．細胞の構造	細胞膜と細胞質	p.23-24
		核	p.25
		細胞小器官と細胞骨格	p.24-25
	B．遺伝子と遺伝情報	ゲノムと遺伝子	p.113-118，144-146
		タンパク合成	p.146-157
	C．細胞分裂	染色体の複製と有糸分裂	p.146-148
	E．細胞内情報伝達	イオンチャネル型受容体	p.35
		代謝調節型受容体	p.35-36
		細胞内受容体，核内受容体	p.34-36
11．消化器系	B．消化と吸収	三大栄養素の消化と吸収	p.55-57，79-80，100-101
12．代謝系	A．栄養とエネルギー代謝	基礎代謝	p.28-29
	B．物質代謝	同化作用と異化作用	p.29-32
		酵素	p.38-44
		栄養素の代謝	p.49-69，71-91，93-111，128-130
		ビリルビンの代謝	p.107-110
		核酸の代謝	p.113-123
15．内分泌系	A．ホルモンの種類	ホルモンの化学的性質	p.32-36
		ホルモンの受容体	p.34-36
	C．内分泌器官の構造とホルモンの機能	膵島	p.67-68
		副腎皮質	p.68
		副腎髄質	p.68

◤ 疾病の成り立ちと回復の促進

目標Ⅱ．疾病の要因と生体反応について基本的な理解を問う．

大項目	中項目（出題範囲）	小項目（キーワード）	本書該当ページ
3．基本的な病因とその成り立ち	B．生体の障害	内分泌・代謝異常	p.131-134
		遺伝子異常，先天異常	p.157-161，164-169

臨床生化学

表紙デザイン：株式会社金木犀舎

本文デザイン：クニメディア株式会社

図版・イラスト：有限会社デザインスタジオEX
中村恵子／藤本けいこ

ナーシング・グラフィカの内容に関する「更新情報・正誤表」「看護師国家試験出題基準対照表」は下記のウェブページでご覧いただくことができます．

更新情報・正誤表
https://store.medica.co.jp/n-graphicus.html
教科書のタイトルをクリックするとご覧いただけます．

看護師国家試験出題基準対照表
https://ml.medica.co.jp/rapport/#tests

● 本書の複製及び公衆送信は，「著作権者の利益を不当に害すること」となり，著作権法第35条（学校その他の教育機関における複製等）で禁じられています．
● 学校教育上におかれましても，弊社の許可なく，著作権法上必要と認められる範囲を超えた複製や公衆送信は，ご遠慮願います．
● 授業目的公衆送信補償金制度における公衆送信も，医学系・看護系教育機関においては，対象外となります．

ナーシング・グラフィカ 人体の構造と機能②
臨床生化学

2004年 3 月15日発行　第 1 版第 1 刷
2008年 1 月10日発行　第 2 版第 1 刷
2013年 2 月20日発行　第 3 版第 1 刷
2014年 1 月30日発行　第 4 版第 1 刷
2018年 1 月 5 日発行　第 5 版第 1 刷
2023年 1 月15日発行　第 6 版第 1 刷
2024年 1 月20日発行　第 7 版第 1 刷ⓒ

編　者　　宮澤　恵二
発行者　　長谷川　翔
発行所　　株式会社メディカ出版
　　　　　〒532-8588
　　　　　大阪市淀川区宮原 3 - 4 - 30
　　　　　ニッセイ新大阪ビル16F
　　　　　電話　06-6398-5045（編集）
　　　　　　　　0120-276-115（お客様センター）
　　　　　https://store.medica.co.jp/n-graphicus.html
印刷・製本　　株式会社広済堂ネクスト

本書の複製権・翻訳権・翻案権・上映権・譲渡権・公衆送信権（送信可能化権を含む）は，（株）メディカ出版が保有します．

落丁・乱丁はお取り替えいたします．　　　　Printed and bound in Japan
ISBN978-4-8404-8155-7

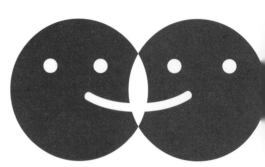

「ナーシング・グラフィカ」で学ぶ、自信

看護学の新スタンダード

NURSINGRAPHICUS

独自の視点で構成する「これからの看護師」を育てるテキスト

人体の構造と機能	① 解剖生理学 ② 臨床生化学
疾病の成り立ちと回復の促進	① 病態生理学 ② 臨床薬理学 ③ 臨床微生物・医動物 ④ 臨床栄養学
健康支援と社会保障	① 健康と社会・生活 ② 公衆衛生 ③ 社会福祉と社会保障 ④ 看護をめぐる法と制度
基礎看護学	① 看護学概論 ② 基礎看護技術Ⅰ 　コミュニケーション／看護の展開／ヘルスアセスメント ③ 基礎看護技術Ⅱ 　看護実践のための援助技術 ④ 看護研究 ⑤ 臨床看護総論
地域・在宅看護論	① 地域療養を支えるケア ② 在宅療養を支える技術
成人看護学	① 成人看護学概論 ② 健康危機状況／セルフケアの再獲得 ③ セルフマネジメント ④ 周術期看護 ⑤ リハビリテーション看護 ⑥ 緩和ケア
老年看護学	① 高齢者の健康と障害 ② 高齢者看護の実践
小児看護学	① 小児の発達と看護 ② 小児看護技術 ③ 小児の疾患と看護
母性看護学	① 概論・リプロダクティブヘルスと看護 ② 母性看護の実践 ③ 母性看護技術
精神看護学	① 情緒発達と精神看護の基本 ② 精神障害と看護の実践
看護の統合と実践	① 看護管理 ② 医療安全 ③ 災害看護
疾患と看護	① 呼吸器 ② 循環器 ③ 消化器 ④ 血液／アレルギー・膠原病／感染症 ⑤ 脳・神経 ⑥ 眼／耳鼻咽喉／歯・口腔／皮膚 ⑦ 運動器 ⑧ 腎／泌尿器／内分泌・代謝 ⑨ 女性生殖器

NURSINGRAPHICUS **EX**

グラフィカ編集部SNS
@nsgraphicus_mc
ぜひチェックしてみてください！

X(旧Twitter)

Instagram

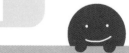

最新情報はこちら▶▶▶ ●「ナーシング・グラフィカ」オフィシャルサイト●
https://store.medica.co.jp/n-graphicus.html